Wolf Ulrich

Zellulitis ist heilbar

Orangenhaut – vorbeugen und selbst behandeln

ETB
ECON Taschenbuch Verlag

CIP-Kurztitelaufnahme der Deutschen Bibliothek

Ulrich, Wolf:
Zellulitis ist heilbar: Orangenhaut – vorbeugen
u. selbst behandeln / Wolf Ulrich. –
Aktualisierte Ausg., 2. Aufl. – Düsseldorf:
ECON Taschenbuch Verlag, 1985.
(ETB; 20012: ECON Ratgeber: Gesundheit)
ISBN 3-612-20012-7

Aktualisierte Ausgabe
3. Auflage 1987

© ECON Taschenbuch Verlag GmbH, Düsseldorf
Lizenzausgabe April 1984
© ECON Verlag GmbH, Düsseldorf und Wien 1976
Umschlaggestaltung: Ludwig Kaiser
Titelfoto: Krista Boll, Michael Fiala
Druck und Bindearbeiten: Ebner Ulm
Printed in Germany
ISBN 3 612 20012 7

Inhaltsverzeichnis

Einleitung

Millionen Frauen leiden an Zellulitis. Die krankhafte Veränderung der Haut ist schmerzvoll und kosmetisch störend. Sie beeinträchtigt das Wohlbefinden, belastet den Stoffwechsel und verändert die Strukturen der Haut.

Trotz dieser unbestreitbaren Tatsachen ist bislang wenig geschehen: Im Kampf gegen die Zellulitis stehen die Frauen meist allein. Viele Ärzte nehmen Zellulitis nicht ernst. Einige halten sie gar für eine erfundene Modekrankheit. Es fehlt an verläßlichen Diagnose- und Behandlungsverfahren, an Kenntnissen und Tatkraft.

So darf es nicht bleiben. Frauen mit Zellulitis haben das gleiche Recht auf Therapie wie jede andere Patientin. Denn Zellulitis ist eine Krankheit: die pathologische Veränderung bestimmter Hautbezirke durch die Einlagerung von Wasser und Fettmolekülen. Doch Zellulitis ist keine Krankheit, an der man nichts ändern kann.

Zellulitis ist heilbar. Bei kaum einer anderen Krankheit sind die Chancen so gut. Dieses Buch erläutert, was man tun muß, um die häßliche Zellulitis wieder loszuwerden. Es ist all den Frauen gewidmet, die bisher vergeblich auf ärztliche Hilfe gewartet haben – und die trotzdem nicht resignierten.

1. Kapitel
Die Krankheit Zellulitis

Zellulitis – das Wort ist um die Welt gegangen. Es beschreibt einen Zustand, der lange unbeachtet blieb. Unbeachtet, aber nicht unbekannt: Die störende, schmerzhafte Veränderung der Haut, vor allem im Bereich der Oberschenkel (Abbildung 1). Für diese Krankheit gibt es keinen deutschen Namen. Und auch das lateinische Wort »Zellulitis« ist falsch. »Zellulitis« heißt nämlich nichts anderes als »Zellentzündung« – und eben darum handelt es sich nicht.

Der falsche Name hat bewirkt, daß die meisten Wissenschaftler und Ärzte mit der Zellulitis wenig im Sinn haben. Eine Krankheit, die nicht mal richtig heißt, kann eben keine Krankheit sein ... Doch das ist ein Trugschluß, denn mittlerweile haben objektive Untersucher in aller Welt Licht in das rätselhafte Dunkel der Zellulitis gebracht. Unvoreingenommene Ärzte untersuchten das kranke Gewebe mit Mikroskopen. Laborteste und Ultraschallmessungen, Zellfärbungen und Bindegewebsanalysen brachten neue Erkenntnisse.

Was ist Zellulitis nun wirklich?

Zellulitis ist die Einlagerung von Fettmolekülen in die Grenzfläche zwischen Haut und Unterhaut. Dadurch verändert sich die Struktur des Bindegewebes: Riesige Zellen entstehen. Sie sind bis zu 1,5 cm lang (normal: 1,5 mm) und bis zu 0,5 cm breit. Diese Riesenzellen binden auf krankhafte Weise Gewebswasser. Ein »Ödem« entsteht. Das ist die, anfangs schmerzlose, später stets Beschwerden ver-

Abbildung 1:

Fotos: Alexander Enger

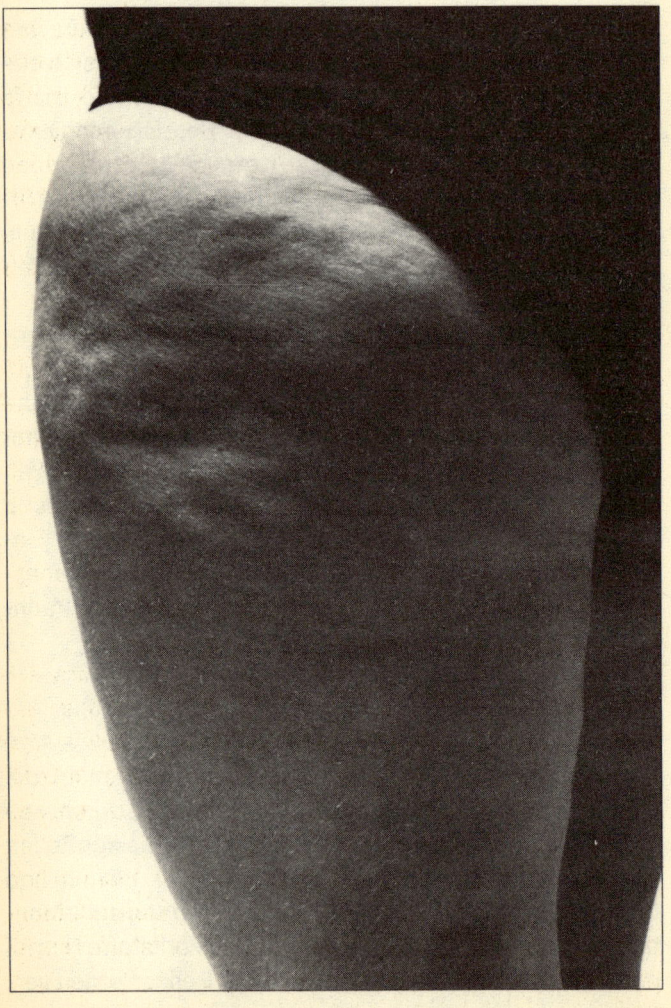

ursachende örtliche Wassersucht. Die Haut verliert ihre ursprüngliche Form. Funktionsstörungen stellen sich ein. Sie komplizieren die Krankheit: Im Verlauf der Zellulitis treten örtliche Kreislaufstörungen auf. In den Lymphgefäßen kommt es zu Stauungen. Auch die blutführenden Haargefäße (»Kapillaren«) und die Venen werden in Mitleidenschaft gezogen.

So wird die Zellulitis – bleibt sie unbehandelt – immer schlimmer: Was anfangs nur eine harmlose, vorübergehende Besonderheit der Hautzellen war (Abbildung 2), entwickelt sich im Verlaufe von Jahren (und Jahrzehnten) zu einer chronischen, schmerzhaften Erkrankung. Manchmal gelingt es dem Organismus, das Leiden auf einer bestimmten Entwicklungsstufe zum Stehen zu bringen. Doch im allgemeinen arbeitet die Zeit für die Zellulitis und gegen die Patientin.

Und woher kommt das alles?

Über die Ursachen der Zellulitis gibt es eine Fülle wissenschaftlicher Spekulationen. Die Zahl der handfesten Beweise ist gering. Fest steht, daß Frauen von Zellulitis sehr viel häufiger befallen werden als Männer. Nur jeder hundertste Mann, aber mindestens jede dritte erwachsene Frau hat die typischen Hautveränderungen.

Für diese überraschende Bevorzugung des männlichen Geschlechts gibt es eine einleuchtende Erklärung: Männer produzieren andere körpereigene Wirkstoffe, sogenannte »Hormone«, als Frauen. Und diese Hormone steu-

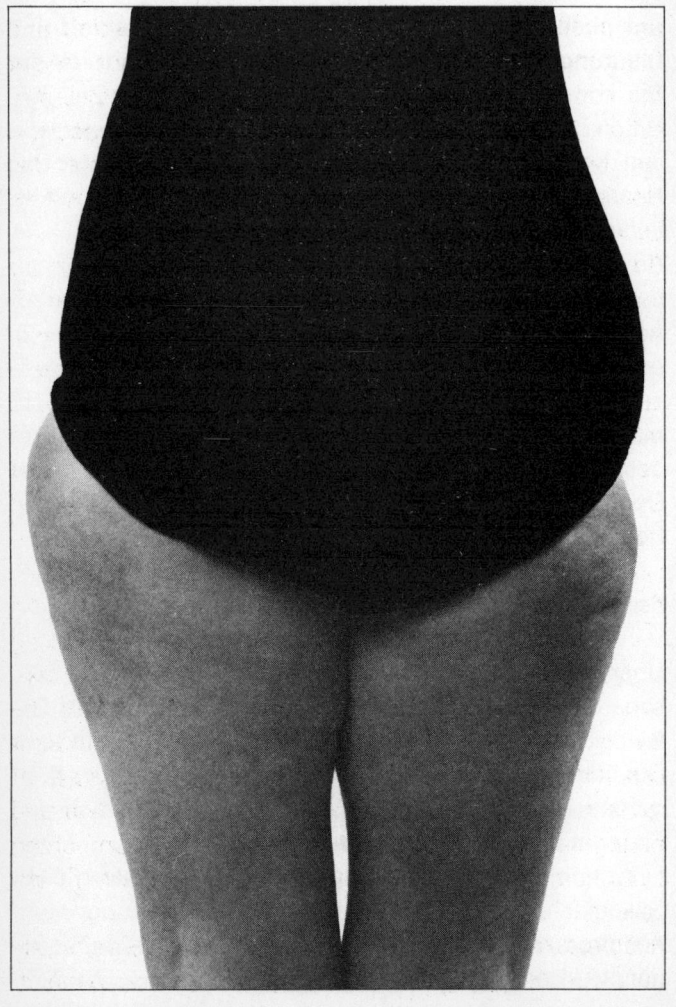

ern nicht nur Körperbau, Sexualleben, Muskelkraft und Charakter, sondern auch den Aufbau der Haut. In der normalerweise nur millimeterdünnen Grenzschicht zwischen Oberhaut (»Cutis«) und Unterhaut (»Subcutis«) verlaufen elastische Bindegewebsfasern. Sie straffen das Gewebe und »binden«, wie der Name sagt, die einzelnen Zellen zusammen.

Bindegewebe ist das elastische Gerüst, das alle Anteile der Haut miteinander verknüpft: die Schweiß- und Talgdrüsen; Blutgefäße, Lymphwege; Muskelfasern; Haarwurzeln und Fettzellen. So entsteht ein harmonisches Ganzes – unsere Haut, ein biologisches Wunderwerk: Sie schützt die Körperorgane vor schädlichen Einflüssen, reguliert die Temperatur, scheidet schädliche Stoffe aus und atmet Sauerstoff ein.

Das funktioniert unbemerkt, solange alle Hautanteile gesund sind. Aufmerksam werden wir nur, wenn ein Rädchen des Wunderwerks außer Kontrolle gerät. Dann kommt die Harmonie ins Wanken. Krankheit und Funktionsstörung sind die Folgen. Und eben dies geschieht bei der Zellulitis.

Noch ist nicht mit letzter Gewißheit geklärt, weshalb die Bindegewebsfasern bei so vielen Frauen von minderer Qualität sind als bei Männern. Weil sie aber – soviel ist sicher – weiter auseinanderstehen als bei Männern und häufig nur nach oben, nicht aber netzförmig verflochten sind, kommt es zur Aufblähung der eingelagerten Fettzellen.

Auf diese Zellen kann kein Mensch verzichten. Sie sind, als nützlicher Bestandteil der Haut, von Geburt an vorhanden.

Ihre Zahl indes schwankt im Laufe des Lebens ebenso wie der Füllungszustand. Er wird beeinflußt durch Lebensgewohnheiten, körperliche Arbeit, Alter und Hormone. Weibliche Geschlechtshormone, die »Östrogene«, sind den Fettzellen und ihrer Wasserbindung wohlgesonnen. Männliche Hormone, die »Testosterone«, sind dagegen gut für die straffe Struktur des Bindegewebes und eher nachteilig für die Fettzellen.

Keine Frau kann also etwas dafür, daß ihre Haut stärker als die der Männer zu Zellulitis neigt. Es sind die ererbten, das Geschlecht prägenden Hormone, die »Schuld« tragen.

Doch die körpereigenen Wirkstoffe zwingen die Haut nicht zu Zellulitis. Sie machen nur geneigt. Auf diesen Unterschied kommt es an. Mit ihm steht und fällt die Heilung der typischen Hautveränderungen: Keine Frau kann auf weibliche Hormone verzichten (weil sie dann keine Frau mehr wäre, sondern ein geschlechtsloser Zwitter). Doch die Neigung der Haut, unter dem Einfluß der Hormone zellulitische Veränderungen zu bilden, diese Neigung kann erfolgreich bekämpft werden.

Wie erkennt man die Zellulitis?

Erkrankungen der Haut sind relativ leicht zu diagnostizieren. Das Organ ist – anders als etwa Niere, Knochenmark oder Gehirn – mit unseren Augen zu sehen, mit den Händen zu tasten. Deshalb kann auch der medizinische Laie ganz ohne komplizierte Geräte rechtzeitig die Symptome von Hautveränderungen wahrnehmen.

Bei Zellulitis ist das besonders einfach. Zellulitis hat so typische Krankheitszeichen, daß eine Verwechslung mit anderen Hautleiden von vornherein ausgeschlossen ist. Bei keiner anderen Hautkrankheit gibt es einen ähnlich sicheren, dabei leicht anzuwendenden Test, der keine Mißverständnisse zuläßt:

Der Orangenhaut-Test

Legen Sie Ihre beiden Hände auf den Hautbezirk, der Ihnen Zellulitis-verdächtig erscheint. Drücken Sie mit den beiden abgespreizten Daumen und den gestreckten Fingern den Hautbezirk zusammen (Abbildung 3). Wenn die Haut dabei eine runzlige Beschaffenheit annimmt, die an die Schale einer Orange erinnert (Abbildung 4), liegt Zellulitis vor.

Dieser Test heißt auch das »Matratzenphänomen«, weil dabei der Eindruck einer verkleinerten Matratze mit gesteppt aussehenden Einziehungen entsteht.

Weitere Gewißheit ist eigentlich nicht nötig. Ein positiv ausgefallener Orangenhaut-Test beweist das Vorliegen einer Zellulitis. In fortgeschrittenen Stadien (s. u.) ist die Prüfung des Orangenhautphänomens schmerzhaft.

Der Kneiftest

Beim Zusammenschieben der Haut wird diese von ihrer Unterlage abgehoben. Treten bereits dabei mehr oder minder heftige Schmerzen auf, so ist das auf die Zellulitis

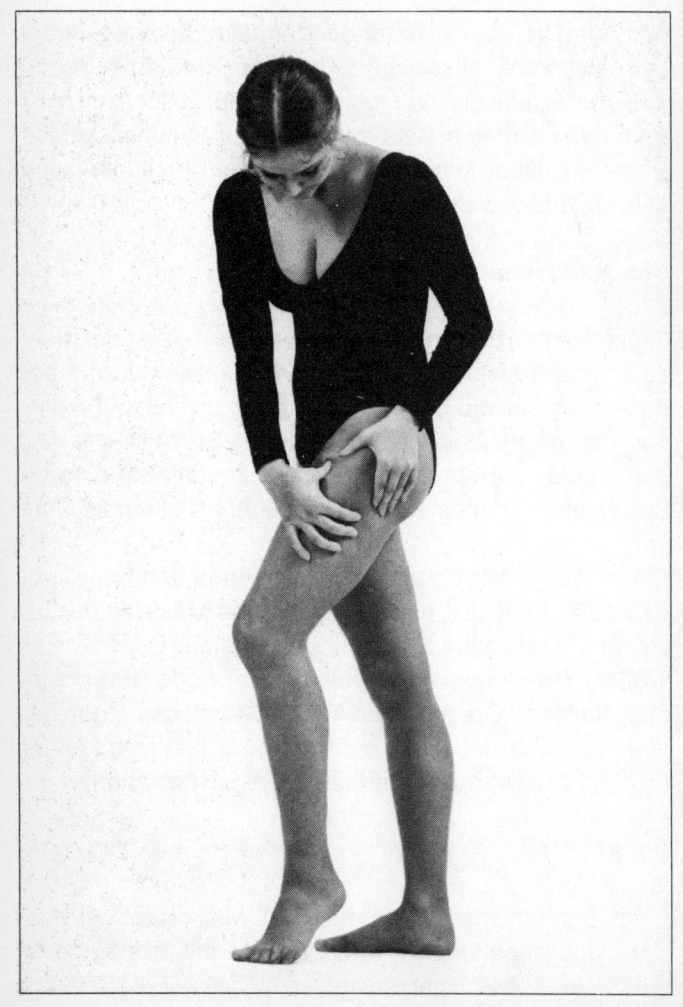

Abbildung 4:

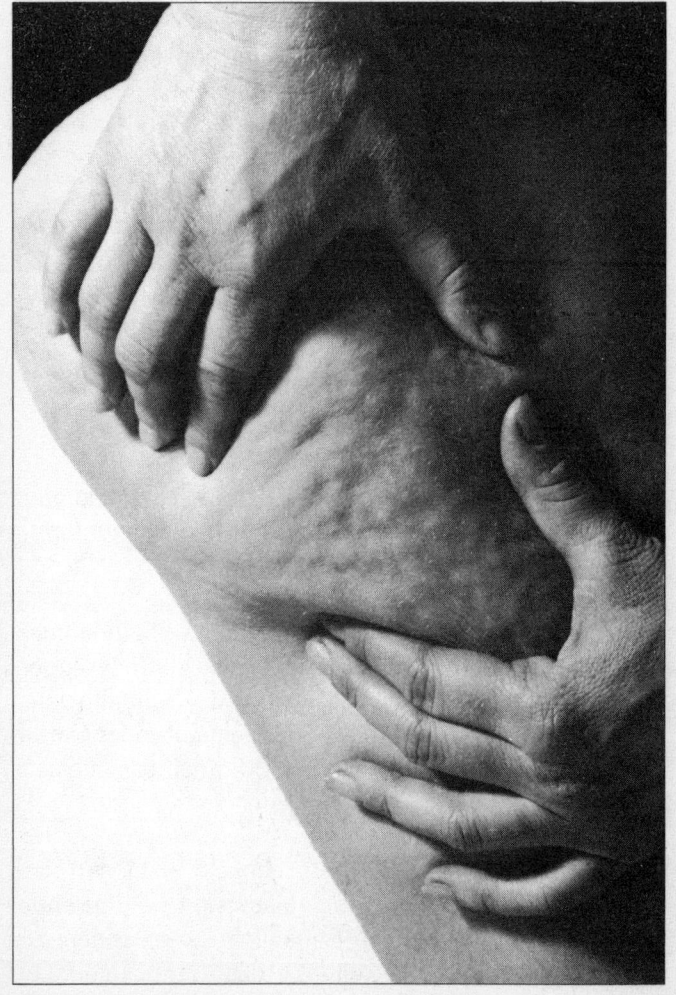

zurückzuführen. Wird mit mäßigem Druck (vergleichbar dem, der eine Tomate einbeult) die abgehobene Haut zusammengepreßt und treten bei diesem Kneiftest heftige Schmerzen in der Haut auf, so ist das für Zellulitis beweisend. Leichte Schmerzen sind dagegen normal und kein diagnostischer Hinweis auf Zellulitis.

Beide Teste, nacheinander ausgeführt, sichern die Zellulitis und grenzen sie gegen das gesunde Gewebe ab. Sie müssen deshalb wiederholt und in kurzen räumlichen Abständen vorgenommen werden, um die Ausdehnung der Veränderung zu bestimmen.

Die drei Entwicklungsstufen der Zellulitis

Zellulitis ist nicht gleich Zellulitis. Die Gewebsschädigung tritt in drei Stadien auf, die nach ihrer Schwere unterteilt sind:

● Leichte Zellulitis

Sie ist ohne den Orangenhaut-Test nicht wahrzunehmen. Im Liegen und Stehen zeigt die Haut keine Veränderungen. Erst das Abheben und die Verdichtung der Hautfalte durch den Druck der Hände läßt das Orangenhaut- oder Matratzenphänomen erkennbar werden. Der Kneiftest fällt meist negativ aus.

● Mittelschwere Zellulitis

Sie wird, vor allem an den Oberschenkeln, im Liegen ohne Testung sichtbar. Besonders deutlich sind die Einziehungen im schattengebenden Seitenlicht zu erkennen. Die Gesamtausdehnung der Zellulitis muß durch Testung ermittelt werden. Dabei ist der Kneiftest stets positiv.

● Schwere Zellulitis

Im Liegen und Stehen ist die Haut schrumplig und schlaff. Bei der Testung entsteht der Eindruck »Sack voller Nüsse«. Die Bindegewebsfasern sind fast völlig zerstört. Jenseits des sechzigsten Lebensjahres ist eine völlige Heilung deshalb nicht mehr möglich.

Die drei unterschiedlichen Schweregrade der Zellulitis haben naturgemäß unterschiedliche Aussichten auf Heilung oder Besserung.
Es gilt:
● Leichte Zellulitis ist immer vollständig heilbar.
● Mittelschwere Zellulitis ist häufig heilbar, stets jedoch nachhaltig zu bessern.
● Schwere Zellulitis ist nach jahrelangem Bestand nicht mehr vollständig heilbar, immer jedoch zu bessern.

Die Lieblingsstellen der Zellulitis

Zellulitis ist keine Erkrankung der Oberschenkel allein, obgleich sie an dieser Stelle am weitaus häufigsten auftritt. Die Krankheit kann jedoch, mit Ausnahme der Handteller, Fußsohlen und Kopfhaut, zumindest in abgeschwächter Form an jeder Stelle der Haut auftreten. Das ist abhängig von der Verflechtung des Bindegewebes mit den eingelagerten Zellen, dem Lebensalter und der Erbmasse. Zellulitis ist zwar nicht erblich, doch werden bestimmte Körperbaumerkmale vererbt. Dazu gehört der »Konstitutionstyp« – ob man also eher schlank und groß gerät (»leptosom«), breitschultrig und mit starken Knochen (»athletisch«) oder rundlich und gedrungen (»pyknisch«). Die Dreiteilung ist ein grobes Raster. Aber sie gibt doch bestimmte Anhaltspunkte:

- Leptosome Frauen leiden meist nur an den leichten Formen der Zellulitis. Lieblingssitz sind die Hautbezirke über der Sitzmuskulatur.
- Kräftig gebaute, muskulöse Frauen sind so lange kaum betroffen, solange sie körperlich trainiert sind und Schwangerschaft, Geburt und Wechseljahre noch ausstehen.
- Patientinnen mit sehr fraulichen Formen müssen besonders aufpassen. Sie sind am stärksten gefährdet, weil sie den höchsten Hormonspiegel an »Östrogenen« und deshalb das schwächste Bindegewebe haben.

Die ärztliche Erfahrung zeigt, daß Zellulitis im Bereich der Oberschenkel schon während der Pubertät einsetzen kann. Es kommt ungewöhnlich selten vor, daß die Oberschenkel völlig frei von zellulitischen Erscheinungen sind, wenn andere Körperregionen betroffen sind. In der Reihenfolge der Häufigkeit erkranken folgende Gebiete:

Oberschenkel Außenseite
Sitzmuskulatur (»Po«)
Oberschenkel Innenseite
Taille
Bauchhaut
Oberarm Rückseite
Schulterblattregion.

Bevor die Behandlung beginnt, muß man sich Klarheit über die Ausdehnung der Veränderungen verschaffen. Nur so wird es möglich, den Erfolg der Behandlung zu kontrollieren und richtig einzuschätzen.

Lebensalter und Zellulitis

Und auf den Erfolg kommt es an! Er ist, entgegen landläufiger Meinung, nicht nur vom Alter abhängig. Wie bei jeder Erkrankung spielt das Lebensalter zwar eine Rolle – aber keineswegs die entscheidende. Denn im Prinzip liegen bei allen Patientinnen die gleichen biologischen Voraussetzungen vor – Östrogenspiegel, Eigentümlichkeiten des Bindegewebes, Stoffwechselsteuerung – und damit auch die gleichen Chancen.

Nicht das Alter entscheidet über den Erfolg, sondern die Konsequenz, mit der die Anti-Zellulitis-Therapie betrieben wird.

Auf einen wichtigen Umstand sei jedoch noch einmal hingewiesen: Je länger die Zellulitis bereits besteht und je weiter sie fortgeschritten ist, desto schwieriger wird die vollständige Heilung. In höherem Alter liegen diese beiden negativen Faktoren naturgemäß etwas häufiger vor als in jungen Jahren. Deshalb (und nur deshalb) müssen ältere Patientinnen und solche, die bereits jahrelang an der Hautveränderung leiden, mehr Geduld aufbringen.

Die ersten zellulitischen Veränderungen stellen sich manchmal bereits während der Pubertät ein. In dieser Periode der hormonellen Umstellung steigt der Östrogenspiegel im Blut an. Das setzt nicht nur den monatlichen Zyklus und damit die Geschlechtsreife in Gang, sondern verändert auch die Situation im Grenzgebiet von Haut und Unterhaut: Das Bindegewebe wird grobmaschig. Fettmoleküle lagern sich ein.

Im allgemeinen führt die Pubertät nur zur Herausbildung der fraulichen Formen; das Mädchen wird eine junge Dame. Beim Zusammentreffen von zwei Umständen aber kann die unerwünschte Zellulitis-Entwicklung in Gang kommen:

- Überernährung während der Vor-Pubertät belastet die Haut. Der sogenannte »Baby-Speck« bahnt der Zellulitis den Weg, weil dabei die Zahl der Unterhaut-Fettzellen vermehrt und die Elastizität der Bindegewebsfasern vermindert wird.

- Tritt eine familiäre Belastung – kurze, starke Knochen, breites Becken, also »pyknische« oder »athletische« Erbfaktoren – hinzu, so ist besondere Vorsicht geboten. Zellulitis entwickelt sich nie von allein und nie über Nacht, sondern stets als logische Folge biologischer Besonderheiten.

Wenn die Weichen während der Pubertät falsch gestellt werden, ist es schwierig, den abgefahrenen Zug zu bremsen, bevor zellulitische Veränderungen sichtbar werden. Alle Mütter, die aus eigener Erfahrung wissen, daß in ihrem Erbstrom die Bereitschaft zur Zellulitis liegt, müssen ihre Töchter rechtzeitig und nachhaltig informieren!

Schwangerschaft und Wochenbett

Häufiger als während der Pubertät nimmt die Haut in den neun Monaten der Schwangerschaft Schaden. Auch die Wochen nach der Entbindung sind in dieser Beziehung gefährlich. Die Ursachen sind in ähnlichen Entwicklungen zu suchen wie während der Pubertät:

● Schwangerschaft bedeutet eine hormonelle Umstellung des Organismus von Grund auf. Die Folgen sind eine erhöhte Wasserbindungsfähigkeit aller Körpergewebe und Erschwernisse für Blutkreislauf und Lymphsystem. Das alles begünstigt die Zellulitis!

● Die werdende Mutter muß für zwei essen. Dabei kann, ausgelöst durch Störungen des Appetitzentrums im Gehirn, des Guten zuviel getan werden. Dafür kann die Schwangere nichts. Unerwünschte Folgen werden Monate oder Jahre später sichtbar: Zellulitis!

Um solche Komplikationen zu vermeiden, darf die Gewichtszunahme während der neun Monate neun Kilogramm nicht überschreiten (Ausnahme: Zwillinge!).

Nach der Entbindung sind die Programm-Punkte der Anti-Zellulitis-Therapie, über die in den folgenden Kapiteln dieses Buches berichtet wird, besonders gewissenhaft zu beachten.

Die Rückbildung fehlgesteuerter Hautfunktionen in den Wochen nach der Entbindung ist meist rasch und vollständig: Das eingelagerte Wasser wird ausgeschwemmt; die mechanischen Abflußstauungen, die zu Krampfadern und blau strahlenden »Sternen« aus Haargefäßen geführt haben, sind beseitigt; das Bindegewebe gewinnt neue Elastizität.

Es muß also nicht sein, daß Schwangerschaft und Wochenbett zum Startschuß für die Entwicklung einer Zellulitis werden. Wer die Gefahren kennt, kann ihnen ausweichen. Zu Resignation besteht kein Anlaß: Drei Monate nach der Entbindung kann jede Frau genauso schön, schlank und gepflegt sein wie im Jahr davor. Und schöner!

Und wie steht es mit den Wechseljahren?

Auch das sind Zeiten hormoneller Umstellung. Die Fortpflanzungsfähigkeit erlischt. Der monatliche Eisprung bleibt aus und mit ihm die Periode. Für viele Frauen bedeuten die Jahre um das 50. Lebensjahr ein Martyrium: Sie leiden unter den oft äußerst unangenehmen Beschwerden, die das Erlöschen der Östrogen-Produktion mit sich bringt: Kopfschmerzen, Kreislaufstörungen, Hitzewallungen, Heißhunger, Depressionen.

Dieses Bündel von Krankheiten und Funktionsstörungen kann Zellulitis auslösen oder fördern – muß aber nicht unbedingt. Denn die verminderte Hormonproduktion ist für die Grenzfläche zwischen Haut und Unterhaut eher günstig. Die Einlagerung von Wasser in die Zellen geht zurück. Sie nehmen deshalb an Umfang ab. Wenn nichts dazwischen kommt! Das unerwünschte Ereignis ist eine Vermehrung der Fettmoleküle in Blut, Lymphe und Speicherzellen.

Der Energiebedarf des Körpers nimmt mit zunehmendem

Lebensalter ab. Doch der Organismus verfügt über kein zuverlässiges Steuerungszentrum, das Ein- und Ausfuhr auf dem wünschenswerten Pegel hält. Während der Bedarf an Nahrungsfetten in den Wechseljahren sinkt, steigt – oft auch aus seelischen Gründen – das Angebot. Dieses Mißverhältnis legt die Basis für zellulitische Veränderungen. Darum Vorsicht! Wer heil durch die Wechseljahre kommt, hat Zellulitis nicht mehr zu fürchten.

Die Hautveränderungen, die bei sehr alten Menschen sichtbar werden und äußerlich eine gewisse Ähnlichkeit mit Zellulitis aufweisen können, haben in Wirklichkeit mit Zellulitis nichts zu tun. Sie sind die logische Folge des Alterungsprozesses der Haut, der mit einer Verminderung aller elastischen Gewebe einhergeht.

Kann der Beruf etwas mit Zellulitis zu tun haben?

Es gibt Tätigkeiten, die Zellulitis nachhaltig fördern. Besonders gefährdet sind:

● Frauen in Büroberufen
● Die Beschäftigten im Hotel- und Gastwirtsgewerbe
● Hausfrauen mit Kindern
● Frauen mit monotonen Tätigkeiten

Die Gefährdung hat körperliche, seelische und soziale Gründe. Grundsätzlich gilt, daß jede einseitige Belastung der Muskulatur die Zellulitis fördern kann. Auf diesen Umstand wird in den folgenden Kapiteln noch ausführlich eingegangen. Die Tätigkeit im Büro und an den Fließbändern ist aber zumeist solch eine einseitige Tätigkeit. Vielfach bilden sich die Beinmuskeln zurück, während vor allem die Unterarmmuskulatur stark belastet wird. Das gibt der Zellulitis an den Oberschenkeln Auftrieb.

Bei Hausfrauen mit Kindern und dem Personal des Dienstleistungsgewerbes liegen die Dinge anders: Diesen Frauen wird es durch die Umstände schwer gemacht, die erforderliche Rücksicht auf die Figur zu nehmen. Kinder und Gäste verleiten zur Sorglosigkeit. Was für die Mutter das »Reste-Essen« ist, das sind für die Kellnerinnen die Einladungen. Nur mit eiserner Disziplin können die gefährdeten Frauen der Entwicklung einer Zellulitis vorbeugen.

Was Zellulitis alles in Mitleidenschaft zieht

Vorbeugen ist besser und billiger als Heilen. Diese alte Ärzteweisheit gilt auch für die Zellulitis. Denn jede chronische Krankheit zieht über kurz oder lang andere Krankheiten oder Funktionsstörungen nach sich. Bei der Zellulitis dauert es – Gott sei Dank – lange. Aber die Fern- und Folgewirkungen bleiben auch hierbei nicht aus . . .
Beginnen wir mit der Haut:
● Zellulitis hat die Tendenz, sich auszubreiten. Das gilt sowohl für die Ausdehnung des befallenen Hautgebietes als auch für die Tiefe der Veränderungen.

Zellulitis beginnt stets dort, wo die individuellen Voraussetzungen besonders günstig sind. Das ist von Frau zu Frau verschieden. Ist der Mechanismus im Bereich der Haut-Unterhaut-Grenzfläche erst einmal gestört, so wirkt das als »Schiene«. Im Nachbargewebe beginnen die gleichen Umbauten: Speicherzellen erweitern sich, lagern Fett- und Wassermoleküle ein, verdrängen das elastische Bindegewebe, machen die Oberhaut runzlig und schlaff . . .

Auch die Blutwege verändern sich:

● Unter dem Druck der Zellumbauten werden die Haargefäße (»Kapillaren«) gedehnt und verengt. Sie müssen sich um die Riesenzellen herumschlängeln. Die Blutversorgung leidet Not.

Ein Teufelskreis nimmt seinen Anfang. Weil im zellulitisch veränderten Gewebe der Blutumlauf behindert ist, fehlt es an Sauerstoff, der den Stoffwechsel beschleunigen könnte. Statt dieses lebenspendenden Gases steigt der Anteil an giftigem Kohlendioxyd im Gewebe. Kohlendioxyd ist das Endprodukt der Verbrennungsvorgänge und sollte auf dem Blutweg in die Lungen transportiert werden, um dort abgeatmet zu werden. Das klappt im zellulitischen Gewebe nicht mehr richtig.

Die Stauung des Blutumlaufs macht sich in einer Herabsetzung der Hauttemperatur bemerkbar. Zellulitisch veränderte Gewebe fühlen sich kälter an als die gesunde Umgebung. Zwischen die 37 Grad warmen Muskeln und die Oberhaut schiebt sich eine Riesenzellformation, die Wärme schlecht leitet. Dabei bleibt es nicht. Mangeldurchblutete Hautgebiete neigen dazu, sich zu entzünden. Sie sind den Attacken der überall vorhandenen Krankheitskeime oft nicht gewachsen. »Hautunreinheiten« und »Pickel«, das sind nichts anderes als entzündete Talgdrüsen und Haarwurzeln, sind auf Zellulitis-Flächen häufiger als auf gesunder Haut. Denn auch die Lymphwege sind betroffen:

● In diesen, für das Auge unsichtbaren Gefäßen läuft eine hellgelbe Flüssigkeit, die aus weißen Blutkörperchen (»Lymphocyten«) und Blutplasma besteht. Sie dient der Abwehr von Entzündungen und dem Transport von Nahrungsbestandteilen und Stoffwechselschlacken.

Ein funktionierendes Lymphgefäßsystem ist für die Gesundheit ebenso unentbehrlich wie der regelmäßige Blutumlauf. Wird der Abfluß der Lymphe durch zellulitische Gewebsveränderungen behindert, so verstärkt diese Stauung gleichzeitig die Umstände und Bedingungen, die für Zellulitis verantwortlich sind. Der Teufelskreis heißt »Zellulitis – Abflußbehinderung – Lymphstauung – mehr Zellulitis«. Ihn gilt es zu durchbrechen.

Auch deshalb, weil die Zellulitis andere Organe und ihre Funktionen in Mitleidenschaft zieht. Sie ist keine örtlich begrenzte Krankheit allein. Das Gewebe, das unter den Zellulitis-Bezirken liegt, ist in seiner Leistungsfähigkeit herabgesetzt. So ermüden zellulitisch veränderte Oberschenkel rascher als gesunde Extremitäten.

Zur Not ließen sich diese organischen Zellulitis-Folgen in Kauf nehmen. Zur schweren Belastung wird Zellulitis vor allem aber deswegen, weil es auch das Seelenleben der Patientin, ihre Lebensfreude und die Partnerkontakte erheblich beeinträchtigt.

Frauen mit zellulitisch veränderten Hautbezirken fühlen sich gehandicapt. Sie versuchen, die Zellulitis-Bezirke zu verstecken. Im Urlaub, am Strand, bei der Liebe – immer und überall empfinden die Patientinnen die Zellulitis-Bezirke als störend. Das hat mit der Schwere und Ausdehnung der Erkrankung kaum etwas zu tun. Das Gefühl »kosmetischer Beeinträchtigung« ist eher abhängig von den sozialen Lebensumständen.

Wer in Berufen arbeitet, wo es auf das »gepflegte Aussehen« ankommt, ist meist einem stärkeren Leidensdruck ausgesetzt. Doch auch Patientinnen, die nur für ihren Mann da sind, wollen die häßliche Zellulitis wieder loswerden. Sie entspricht – abgesehen von allen organischen Folgen wie Lymphstauungen, örtlichen Durchblutungsstörungen usw. – eben so gar nicht dem Schönheitsideal unserer Zeit.

Die Haut, so wünschen wir einhellig, soll glatt, geschmeidig und gesund sein. Zellulitis zerstört dieses Ideal. Die runzlige Struktur signalisiert Krankheit und macht ein schlechtes Gewissen: Die meisten Patientinnen werden das Gefühl nicht los, sie hätten »Schuld« an der Zellulitis – aber für den Hormonhaushalt und die Struktur des Bindegewebes in den Grenzflächen kann keiner etwas!

Das Schuldgefühl entbehrt also jeder wissenschaftlichen Grundlage. Falls Sie es (noch) haben: Trennen Sie sich sofort und ohne Bedauern von ihm. Was Sie brauchen, um erfolgreich gegen Zellulitis angehen zu können, sind Optimismus, Selbstdisziplin und ein bißchen Ausdauer – auf gar keinen Fall Schuldgefühle.

In anderen Kulturen haben Frauen mit Zellulitis offenbar weniger gelitten als bei uns. Peter Paul Rubens' berühmtes Gemälde »Die drei Grazien« zeigt mittelschwere zellulitische Hautveränderungen bei allen drei – von Scham, Trauer und Verstecken freilich keine Andeutung. Zellulitis, so beweisen Berichte aus Altertum und Mittelalter, ist keine Krankheit unserer Zeit. Unter anderen Namen sind die Hautveränderungen immer wieder beschrieben worden.

Sollte Zellulitis anders heißen?

Den Namen »Zellulitis« erhielt die Krankheit in den zwanziger Jahren von französischen Ärzten. Sie vermuteten, daß die altbekannte Krankheit zum »rheumatischen Formenkreis« gehören müsse. Ihre Annahme stützten sie auf zwei Beobachtungen: Rheumatismus ist eine Erkrankung des Bindegewebes (das ist Zellulitis in der Tat), die mit entzündlichen Erscheinungen an den betroffenen Zellen einhergeht (das tut Zellulitis nicht). Die Schmerzen, die beim Orangenhaut- und beim Kneiftest entstehen, ähneln zwar den ziehenden Beschwerden des Rheumatismus (»Rheuma« heißt »fließender Schmerz«), werden aber nicht durch eine Entzündung, sondern durch die mechanische Belastung der schmerzleitenden Hautnerven hervorgerufen.

Streng genommen ist das Wort »Zellulitis« – »Entzündung der Zellen« – für die Krankheit nicht zutreffend, weil keine Entzündung, sondern Stoffwechselveränderungen vorliegen. Sollte man also den Namen ändern? Manche tun das. Sie nennen »Zellulitis« jetzt »Cellulite«. Aber das ist nur ein Streit um Buchstaben. Auch der Ausweg einiger deutscher

Professoren, stets von der »sogenannten« Zellulitis zu sprechen, löst die Frage nicht.

Bleiben wir also bei dem althergebrachten Wort – jeder weiß, was damit gemeint ist. Und auch der Streit, ob wirklich eine Krankheit vorliegt, ist bei unvoreingenommener Betrachtung rasch beigelegt:

- Zellulitis zeigt typische Hautveränderungen, wie sie bei keiner anderen Erkrankung vorkommen;
- Zellulitis bereitet in fortgeschrittenen Stadien erhebliche Schmerzen;
- Zellulitis beeinträchtigt die normale Funktion der betroffenen Hautgebiete;
- Zellulitis führt bei vielen Frauen zu »seelischen Befindlichkeitsstörungen«.

Die Weltgesundheitsorganisation (WHO) definiert als Krankheit jede Störung des körperlichen, seelischen und sozialen Wohlbefindens. Keine Frage also: Zellulitis ist Krankheit.

Das für Zellulitis typische Zusammentreffen von anatomischen Veränderungen der Zellen und psychosozialen Rückwirkungen ist aber eine Krankheit, die sich heilen läßt. Zellulitis ist kein unabänderlicher Zustand wie der Verlust eines Sinnesorgans oder die Folgen einer chronischen Entzündung.

Was man tun muß, um die Zellulitis zu besiegen, beschreiben die folgenden Kapitel.

2. Kapitel
Das erfolgreiche Behandlungs-Programm
gegen die Zellulitis

Es gibt keine Wunder in der Medizin. Auch nicht im Kampf gegen die Zellulitis. Wer sich entschlossen hat, seine Zellulitis wieder loszuwerden, darf nicht darauf zählen, daß der Erfolg ihm ohne eigene Anstrengungen in den Schoß fällt.

Zellulitis ist eine Krankheit, die unauffällig und schleichend beginnt. Oft besteht sie jahrelang, ohne daß etwas gegen ihre Ausbreitung geschehen ist. Die Ursachen der Erkrankung liegen zudem auf unterschiedlichen biologischen Ebenen. Das sind die drei Gründe, weshalb gegen Zellulitis weder eine Sieben-Tage-Radikalkur noch irgendeine teure Arznei etwas ausrichtet.

Erfolgreich behandeln läßt sich Zellulitis nur durch ein Programm, das die unterschiedlichen Ursachen des Leidens berücksichtigt und über längere Zeit konsequent durchgehalten wird.

Dieses Anti-Zellulitis-Programm berücksichtigt alle Faktoren, die Zellulitis auslösen oder begünstigen. Auf diese Weise wird der Krankheit von vielen Seiten begegnet. Nur so gelingt es, die Hautveränderungen langsam aber sicher zu beseitigen.

Der Angriff gegen die Zellulitis erfolgt von innen und außen, mit medizinischen, naturheilkundlichen und psychohygienischen Verfahren. Er zielt auf den ganzen Menschen, nicht nur seine zellulitisch veränderte Haut. Zum Programm gehören deshalb die Korrektur falscher Lebensgewohnheiten ebenso wie Sport, Gymnastik, Medikamente, Diät und Massage.

Jeder einzelnen Ebene des Anti-Zellulitis-Programms ist

ein eigenes Kapitel dieses Buches gewidmet. Darin wird genau erklärt, welche Maßnahmen wie, wann und wo angewendet werden müssen.

Und das sind die fünf Säulen des Programms:

● Lebensführung

Zellulitis ist keine neue Krankheit. Die Hautveränderungen werden aber durch bestimmte Lebensumstände, wie Bewegungsmangel, Genußmittelmißbrauch, chronische Verstopfung und den gestörten Wechsel zwischen Arbeit (Anspannung) und Erholung (Entspannung) sehr nachhaltig gefördert. Das ist ein Grund, weshalb an Zellulitis immer mehr Menschen erkranken. Im dritten Kapitel dieses Buches wird erläutert, was man zur Korrektur falscher, die Zellulitis fördernder Lebensgewohnheiten tun muß.

● Richtige Ernährung

Zellulitis ist nicht Fettsucht. Die Speicherung von Fettmolekülen und Wasser in den krankhaft erweiterten Riesenzellen der Haut kann durch eine richtige, ausgewogene Diät jedoch beträchtlich erschwert bzw. deutlich vermindert werden. Dabei kommt es auf die Zusammensetzung der Nahrung (Eiweiß, Kohlenhydrate, Fette) ebenso an wie auf ihre Zubereitung. Wichtig ist die ausreichende Zufuhr von Vitaminen und Spurenelementen. Das vierte Kapitel erläutert alle Einzelheiten.

● Sport und Gymnastik

Ein trainierter Organismus ist der beste Schutz vor Zellulitis. Von seltenen Ausnahmen abgesehen, haben Sportlerinnen, Balletteusen und Frauen, die regelmäßig etwas für Muskeln, Bänder und Gelenke tun, keine Zellulitis. Dabei kommt es nicht auf das Gewicht und auch nicht auf den Umfang der Oberschenkel an. Welche Übungen den größten Erfolg versprechen, wie häufig sie geturnt werden müssen und wie sich jeder ein individuelles Sport- und Gymnastik-Programm zusammenstellen kann, beschreibt Kapitel fünf. Zahlreiche Bilder illustrieren die Übungen.

● Massage

Massage allein bringt die Zellulitis nicht zum Verschwinden. Aber ganz ohne Massage geht sie auch nicht weg! In Kombination mit den anderen Behandlungsmethoden bessert (Selbst-)Massage die Durchblutungssituation. Der Abstrom gestauter Lymphflüssigkeit wird erleichtert. Die richtigen Griffe sind leicht zu lernen und ebenso angenehm wie wirkungsvoll. Erfahrungen der Naturheilkunde, z. B. bei der Anwendung von Wasserstrahlen zur Massage, werden berücksichtigt. Alles Nähere dazu im Kapitel sechs.

● Medikamente

An der Haut läßt sich die Wirkung aller Arzneimittel, Salben und Cremes besonders gut verfolgen. Für einige der Handelspräparate wird trotzdem mit übertriebenen Versprechungen geworben. Was der zellulitischen Haut guttut und was ihr (trotz stolzer Preise) kaum etwas nutzt, steht in Kapitel sieben. Dort wird auch berichtet, wie sich andere Medikamente – die Anti-Baby-Pille, wassertreibende Tabletten und Appetitzügler – auf die Zellulitis auswirken.

Die fünf Elemente des Behandlungsplans müssen koordiniert und gleichzeitig in Gang gesetzt werden. Je besser die Synchronisation, desto rascher werden Erfolge sichtbar (und das im wörtlichen Sinne!). Es hat wenig Zweck, sich nur das »herauszupicken«, was man gern tut, und alles andere beiseite zu lassen. Wer sich nur massieren läßt, seine Ernährungsgewohnheiten aber nicht korrigiert, kann ebensowenig mit Heilung rechnen wie jene Patientinnen, die sich bei Sport und Gymnastik mit symbolischen Übungen begnügen.

Viel hilft nicht immer viel. Es kommt auf die richtige Kombination an. Auf Disziplin, Ausdauer und gute Laune. Eine optimistische Grundstimmung stellt sich jedoch meist ganz von allein ein, wenn die ersten Erfolge sichtbar werden. Das gibt dem Anti-Zellulitis-Programm Auftrieb. Denn bekanntlich ist nichts so erfolgreich wie der Erfolg!

Bevor man mit dem Programm beginnt, sollte man sich vom Hausarzt untersuchen lassen. Wer nur an Zellulitis leidet, im übrigen aber gesund ist, kann das ganze Programm mitmachen. Patientinnen, die an Stoffwechselstörungen (zum Beispiel der Zuckerkrankheit) leiden, müssen über die Diät mit ihrem Arzt sprechen. Einschränkungen des Sport- und Gymnastikprogramms sind bei denen nötig, die an chronischen oder akuten Knochen-, Gelenk- oder Muskelleiden laborieren.

Denken Sie stets daran:

● Nichts mit Gewalt erreichen wollen!
● Disziplin und Ausdauer helfen heilen!

3. Kapitel
Wie Sie Ihren richtigen Rhythmus wiederfinden

Uralt ist die Sehnsucht der Menschen nach einer Haut so zart wie Samt, so schön wie Seide. Schon die ägyptische Königin Kleopatra hat diesen Traum geträumt und deshalb in Eselsmilch gebadet. Viele taten es ihr nach, doch der Erfolg trat nicht immer ein.

Die schöne, gesunde Haut haben die Menschen von altersher als Garantie für die (unsichtbare) Schönheit des Charakters empfunden. An der Haut, die rot und blaß werden kann, aber auch scheckig oder krank, schien sich die Persönlichkeit zu spiegeln. Daher rührt auch die alte Annahme, daß sich an diesem Organ alle Entgleisungen erkennen lassen.

Und daran ist viel Wahres: Wer sich zuviel zumutet, die Grenzen der körperlichen Belastungsfähigkeit immer wieder neu hinausschiebt, wer Mißbrauch mit den Genußmitteln treibt, der bekommt auch von der Haut die Rechnung präsentiert: Sie wird faltig und grau, verliert Frische und Jugendlichkeit.

Gegen diesen Prozeß, der an den sichtbaren Teilen der Haut beginnt und auf die gewöhnlich unsichtbaren Anteile übergreift, hilft nur eine ursächliche Behandlung – die Änderung schädlicher Lebensgewohnheiten. Wie jung und wie schön die Haut bleibt, das liegt – zum guten Teil wenigstens – an uns selbst. Wenn die Haut vorzeitig altert, dann liegt das nicht daran, daß man sie mit der falschen Creme gepflegt hat. Häufiger ist ein Zuviel an Schadstoffen: zuviel Chemikalien, Kunststoffe, Sonne und Salz; zuviel Streß, Schlafentzug und Ärger.

Ihre Haut dankt Ihnen

Die Haut vergißt nichts. Sie registriert jede ungewöhnliche Belastung. So unterschiedliche Schäden wie Sonnenbrand, rasche Gewichtsschwankungen, Tränenströme bei Liebeskummer, verschleppte Entzündungen, falsche Salben – alles führt zum gleichen, unerwünschten Effekt: dem Kummer mit Falten und Verfärbungen.

Andererseits dankt Ihnen Ihre Haut für Wohlverhalten. Am Morgen nach einem langen Schlaf und nach Jahrzehnten, wenn Sie Rücksicht genommen haben auf das empfindliche, sichtbare Organ. Niemand kann allen Falten und Kümmernissen entgehen. Aber über Ausmaß und Tempo der Hautveränderungen läßt sich mitbestimmen.

Was die gesunde Haut am meisten schätzt, ist Gleichmaß. Jede extreme Belastung ist vom Übel: schnelle Bräunung im 7-Tage-Urlaub; radikale Kuren; scharfe Salben. Aber auch starke seelische Belastungen. Sie spiegeln sich über kurz oder lang im Zustand der Haut wider.

Nervosität, die Krankheit unserer Zeit, läßt die Haut nicht ungeschoren. Schließlich ist das Organ durch Blut, Hormone und Nerven mit dem gesamten Körper aufs engste verbunden. Wer unter starkem Zeitdruck steht, von Terminen gehetzt wird (oder sich selber hetzt), die Nacht zum Tag macht, der schüttet zuviel Antriebsstoffe aus: körpereigene Substanzen, die aus dem Organismus das letzte herausholen. Die »Peitsche« trifft auch die Haut.

Ihre oberflächlichen Blutgefäße verengen sich. Hände und Füße werden kalt. Manchmal schlafen die Glieder ein.

Fehlsteuerung erfaßt auch die Talg- und Schweißdrüsen. Eine Überproduktion führt zu den unangenehm feuchten Händen, Achselhöhlen und Füßen. Das Gleichgewicht ist gestört, die Harmonie verloren.

Diese Harmonie meinten die alten griechischen Ärzte, wenn sie von Kosmetik sprachen. Das Wort leiteten sie vom »Kosmos«, der harmonischen Himmelsordnung, ab. Es war mehr als Schönheitspflege. Schon im Wort klangen die vielfältigen Beziehungen zur Gesamtheit aller Organe an.

Kosmetik darf also nicht die örtliche Versorgung der Haut allein sein. Der ganze Mensch muß integriert werden. Dabei können Ärzte und Kosmetikerinnen nur helfen. Die letzte Entscheidung liegt bei der Patientin. Sie muß sich entscheiden. Und dabei steht viel auf dem Spiel: auf der einen Seite eine gesunde, schöne Haut (als Spiegel eines organisch gesunden Körpers); auf der anderen Seite der Verzicht auf einige liebgewordene Gewohnheiten.

Sie können nur eines behalten: Gesunde Haut oder Zigaretten

Daß Nikotin und Teer schädlich sind für Herz und Lunge, das weiß jeder. Die Rückwirkungen auf unsere Haut sind schon weniger bekannt. Dabei sind sie nicht minder stark: Rauchen verengt die Blutgefäße. Die Haut wird kühl und blaß. Sie leidet Sauerstoffnot. Dafür wird ihr reichlich Kohlendioxyd angeboten – die gleiche giftige Substanz, die im zellulitisch veränderten Gewebe sowieso schon vorhanden ist (vergl. S. 27). Wer an Zellulitis leidet, verschlimmert die örtliche Stoffwechselstörung durch das Rauchen.

Dabei kommt es natürlich auf die Zahl der gerauchten Zigaretten, ihren Nikotingehalt und auch darauf an, ob inhaliert oder nur »gepustet« wird. Wer zwanzig Zigaretten von einer starken Sorte pro Tag »auf Lunge raucht«, ist zwar stärker betroffen als jemand, der weniger raucht. Der biologische Unterschied liegt aber nicht zwischen zwanzig und drei Zigaretten, sondern zwischen null und einer.

Und wie steht es mit dem Alkohol?

Beim Alkohol kommt es vor allem auf die Menge an. Je nach der Dosis sind die Wirkungen auf das Hautorgan von ganz unterschiedlicher Art: Kleine Mengen erweitern die oberflächlichen Blutgefäße und fördern so die Durchblutung des Gewebes. Das ist gut. Größere Mengen belasten Herz und Kreislauf. Die oberflächlichen Hautgefäße werden geschlossen. Die Haut wird, ähnlich wie bei zuviel Zigaretten, kühl und blaß. Das ist schlecht.

Es ist nicht entscheidend, in welcher Form Alkohol genossen wird, ob als Bier, Wein, Sekt oder Schnaps. Entscheidend für die biologischen Wirkungen ist die reine Menge Alkohol: 80 Gramm pro Tag ist die oberste Grenze. Soviel ist in einer Flasche Wein oder Sekt, drei großen Flaschen Bier oder einer viertel Flasche Schnaps enthalten.

80 Gramm pro Tag – das ist nun allerdings kein »Muß« im Kampf gegen die Zellulitis. Denn bedacht sollte werden,

daß alle Alkoholika »versteckte« Kalorien enthalten. Sie sind flüssige Nahrung. Leber und Stoffwechsel müssen damit fertig werden. Und auch die Speicherzellen des Körpers, denen Alkohol in größeren Mengen nicht guttut. Vollkommen unbedenklich sind also nur die kleinen Mengen, die jeder aus gesellschaftlichen Anlässen angeboten bekommt: das Glas Sekt bei der Geburtstagsfeier, den Schnaps beim Richtfest und die Flasche Bier gegen den sommerlichen Durst.

Soll man das Blut »entschlacken«?

Im zellulitisch veränderten Gewebe vermuten viele Patientinnen »Schlacken«. Diese Annahme ist nicht richtig. Der gesunde Körper »entschlackt« Blut und Organe Stunde für Stunde, auch im Winter, selbst im Schlaf.
Hauptorgan für diese andauernde Entschlackung ist die Niere. Etwa 340mal strömt täglich das gesamte Blut durch dieses Filterorgan. Wichtigster Partner dabei ist die Leber. Sie entschlackt selbst und sie macht bestimmte Stoffwechselprodukte erst »nierengängig«.
Weder in den Zellulitis-Bezirken noch in anderen Körperregionen können sich also »Schlacken« ansammeln. Einzige Ausnahme ist die Ablagerung von kalkhaltigen Substanzen in den Wänden der Blutgefäße. Doch diese Schlacken sind durch nichts zu mobilisieren. Wer dabei Erfolg hätte, der würde sofort den Nobelpreis bekommen ...
Mit Entschlackungs-Tees und anderen Entschlackungs-

präparaten läßt sich die Zellulitis also nicht beeinflussen. Auf eine geregelte Verdauung muß allerdings geachtet werden.

Wenn die Verdauung gestört ist

Eine schlackenreiche Kost spielt dabei die Hauptrolle. Die Nahrung soll viel Unverdauliches enthalten. Solche Ballaststoffe, vor allem Zellulose, entschlacken den Darm ganz prächtig.

Denn Darmträgheit kann gefährlich werden. An ihr leiden Millionen Frauen. Verstopfung ist ebenso wie Zellulitis kein Leiden unserer Zeit. Aber beides wird durch moderne Lebensumstände gefördert und deshalb immer häufiger. Und jede Art von Verstopfung kann die Stoffwechselsituation im Zellulitis-Gebiet verschlechtern!

Eine geregelte Darmtätigkeit ist für Gesundheit und Wohlbefinden unerläßlich. Man bekommt keine gesunde Haut, solange der Darm gestört ist. Die Frage dabei ist: Wann kann man eigentlich von Verstopfung sprechen?

Nicht schon dann, wenn man nur alle zwei Tage ein menschliches Rühren verspürt. Wer in diesem Abstand geformten, weichen Stuhl entleert, der ist nicht verstopft. Er bedarf deshalb keiner Behandlung. »Hartleibigkeit« – die Ärzte sprechen von »Obstipation« – liegt erst dann vor, wenn die Abstände noch größer sind, der Stuhl nicht mehr weich geformt ist und stärkere Schmerzen auftreten. Wer Kummer mit der Verdauung hat, sollte sich einen Behandlungsplan zurechtlegen. Es ist nicht damit getan, zu irgendeinem Abführmittel zu greifen. Im Gegenteil: Wer monate- oder gar jahrelang Abführ- oder Stuhlregulierungsmittel nimmt, gefährdet seine Gesundheit. Denn Früchtewürfel, Zäpfchen, Pillen und Abführtees sind meist keine ursächliche Behandlung der lästigen Plage. Sie reizen häufig nur die Darmwand. Es kommt zu einer leichten Entzündung, die die Passage der Nahrungsmittel beschleunigt. Dieser Preis, ein entzündeter Darm, ist aber zu hoch.

Besser ist es, den trägen Darm durch »Volumen« zu reizen. Dazu zählt Vollkornbrot, Kraut und Gemüse. Der Darm hat etwas zu tun. Er bewegt sich. Erfolg bleibt nicht aus. Konzentrierte Nahrungsmittel, die im sieben Meter langen Verdauungsrohr kaum Rückstände hinterlassen, sind bei Verstopfung fehl am Platze:

- Vermindern Sie Schokolade, Käse und Fett in Ihrer Nahrung, denn diese Stoffe werden vom Körper vollständig aufgenommen. Im Darm bleibt nichts zurück.

Gleich nach dem Aufstehen sollten Sie einen Apfel oder eine Apfelsine essen. Auch wer einen Becher Joghurt leert, hilft seiner Verdauung. Der Gang zur Toilette sollte stets zur gleichen Zeit erfolgen. Am besten morgens – aber lassen Sie sich Zeit! Mit fünfzehn Minuten ist es getan. Wer sich hetzt, der peinigt seinen Darm. Und dieser reagiert dann mit einem »Totstellreflex«.

Wie die Gymnastik dem Darm hilft, wird in Kapitel fünf dieses Buches erläutert. Die Erfolge der Anti-Zellulitis-Aktivität zeigen sich auch am neu geregelten Stuhlgang. Fit sein hilft eben allen Organsystemen unseres Körpers.

Über den Umgang mit der Sonne

Eine braune Haut ist schön. Deshalb lassen wir uns alle die Bräune etwas kosten und wir wollen sie auch zeigen. Auch die zellulitische Haut braucht Sonne. Die ultravioletten Strahlen nutzen dem Gewebe. Vorausgesetzt: Sie werden richtig dosiert. Das ist die Kunst.

Denn die Sonne hat zwei Seiten. Sie nutzt und sie schadet:

- Sonnenbräune verhilft der Haut zu Glätte und Reinheit, entfettet die Poren und hellt die Haare auf.
- Zuviel Bräunung kann aber auch die elastischen Fasern belasten, die Fältchen vertiefen und Äderchen erweitern.

Wer Zellulitis hat, muß deshalb besonders sorgfältig dosieren. Jede schnelle Bräunung ist vom Übel. Denn dann kommen nur die negativen Seiten des Ultraviolettlichtes zur Wirkung.

Beginnen Sie deshalb das Sonnenbad mit zwanzig Minuten pro Tag. Setzen Sie sich in den Halbschatten, in diesem Zwielicht sind Sie ausnahmsweise in guter Gesellschaft. Schützen Sie zellulitische und alle trockenen Hautpartien durch Sonnenschutzmittel. Doch hüten Sie sich vor Präparaten, die eine schnelle Bräunung versprechen. Fettarme Präparate sind beim Sonnenbad günstiger als Öle: Unter dem Ölfilm staut sich die Hitze wie bei einem Brathuhn.

Auf Zellulitis-Bezirke darf man weder Kölnisch Wasser noch Parfüms auftragen. Das kann zu Überempfindlichkeitsreaktionen (»Allergie«) führen. Sie sind im Bereich der zellulitischen Hautbezirke meist besonders heftig.

Viele kleine Sünden sind der Schönheit Tod. Wenn zu dem zellulitischen Grundschaden weitere Belastungen addiert werden, hat die Haut keine Chance, gesund zu werden.

Der richtige Rhythmus ist beim Sonnenbaden so wichtig wie beim Stuhlgang, in der weisen Beschränkung zeigt sich beim Sonnenbaden wie beim Genußmittelgebrauch die Meisterin. Sie hat die Gewißheit, daß Gesundheit und Schönheit zur Deckung kommen, so wie es das Wort Kosmetik verspricht.

4. Kapitel
Die Anti-Zellulitis-Diät

Zellulitis ist nicht Fettsucht. Die Stoffwechselstörung, welche zur Einlagerung von Fettmolekülen und zu vermehrter Wasserbindung (»Ödem«) riesig erweiterter Speicherzellen im Grenzgebiet zwischen Haut und Unterhaut führt, ist andererseits ohne eine zielgerichtete Diät nicht erfolgreich zu behandeln.

Die Anti-Zellulitis-Diät verfolgt drei Ziele:

- Die tägliche Nahrung soll so zusammengesetzt sein, daß sie ausreichende Mengen von lebenswichtigen Aufbaustoffen (Eiweiß, Vitamine, Mineralien) enthält, die Zellulitis fördernden Kohlenhydrate und Fettsäuren jedoch vermindert werden.

- Durch die Diät erreicht jede Patientin das individuelle, zellulitisfeindliche »Ideal-Gewicht« mit Proportionen, die jede Herausbildung zellulitischer Hautbezirke unmöglich machen.

- Die Diät korrigiert eingeschliffenes Fehlverhalten bei der Nahrungsaufnahme, was die Zellulitis an einer ihrer Ursachen trifft. Sie wirkt darüber hinaus günstig auf die gesamte Stoffwechselsituation.

Auch für die Diät gilt: Sie wirkt keine Wunder, jedenfalls nicht von einer Woche auf die nächste. Erfolg, der das Ergebnis eigener Anstrengungen und einer gehörigen Portion Selbstdisziplin ist, stellt sich jedoch mit mathematischer Gewißheit ein.

Denn der menschliche Stoffwechsel (und alle seine Störungen) sind ein Rechenexempel. Um das Leben im Gleichgewicht zu halten, also die stabile Körpertemperatur von 37°, Herzschlag, Verdauung, Muskel- und Sinnesfunktionen zu garantieren, verbraucht der Körper rund 1600 Kalorien pro Tag. Das ist sein »Grundumsatz«. Arbeit wird dafür nicht geleistet.

Sie kostet zusätzliche Kalorien – freilich meist weniger, als man denkt. Die folgende Tabelle beweist das:

Eine Stunde dieser Tätigkeit	verbraucht Kalorien
Auto fahren	50
Abwaschen	75
Wäsche ordnen	100
Fußboden wischen	200
Langsam Radfahren	300
Dauerlaufen	600
Schnell schwimmen	1000

Aber wer schwimmt schon jeden Tag eine Stunde? Und dann auch noch schnell! Auch die anderen kalorienfressenden Tätigkeiten sind heutzutage rar geworden: Holzhacken, schwere Landarbeit, am Waschtrog stehen, stundenlang zu Fuß laufen. Maschinen entlasten unseren Körper. Das ist gut und angenehm so – nur haben viele vergessen, daraus die Konsequenz zu ziehen. Sie heißt:

● Der Stoffwechsel bleibt nur dann im Gleichgewicht, wenn bei herabgesetztem Kalorienbedarf die Nahrungszufuhr vermindert wird.

Wieviel Kalorien braucht der Mensch?

Die (fast) immer richtige Antwort heißt: weniger als er denkt. Der Bedarf richtet sich vorwiegend nach der körperlichen Belastung, die der Beruf mit sich bringt. Deshalb ist der Kalorienverbrauch – je nach Tätigkeit – unterschiedlich:

● 2000 Kalorien pro Tag verbrauchen Studentinnen und Nur-Hausfrauen ohne Kinder;

● 2200 Kalorien pro Tag benötigen Sekretärinnen und Frauen, die leichte Fabrikarbeit verrichten;

● wer durch Beruf und Haushalt mit Kindern doppelt belastet ist, kann mit 2400 Kalorien pro Tag rechnen;

● mehr als 3000 Kalorien verbrauchen nicht einmal Schwerarbeiterinnen mit Doppelbelastung.

Jedes Zuviel an Kalorien belastet den Stoffwechsel. Der gesunde Organismus ist nicht in der Lage, überflüssige »Luxus«-Kalorien auf irgendeine Weise wieder loszuwerden: Er muß sie speichern und zwar stets als Fett. Zwar ist Fett nur eine der drei großen Gruppen von Nahrungsbestandteilen – die anderen sind Eiweiß (Fleisch, Fisch) und Kohlehydrate (Zucker, Stärke) –, was in die Zellen aller Organe als Energiereserve eingelagert wird, ist jedoch immer Fett: entweder direkt aus den Speisen oder im körpereigenen Stoffwechsel aus Kohlehydrat hergestellt. Dieser Mechanismus ist vertrackt – doch es gibt keinen Trick und keine Arznei, die ihn außer Kraft setzen könnte. Das ist die eine Erkenntnis, die Wissenschaftler in den letzten Jahren gewonnen haben. Die andere ist nicht minder deprimierend. Sie ist uralt: Abnehmen ist schwieriger als Zunehmen. In diesem Zusammenhang ist eine Zahl von ganz besonderem Gewicht:

● Bei strengem Fasten, der absoluten »Null-Diät«, verliert eine Frau im Durchschnitt pro Tag 350 Gramm, pro Woche also (nur) 10 Pfund Gewicht.

Wer gar nichts ißt, nur kalorienfreien Tee trinkt, erreicht diesen Wert. Jede Diät, die ja immerhin einige Kalorien enthalten muß, bedeutet eine verlangsamte Gewichtsverminderung. Versprechungen, die das Gegenteil behaupten, sind erlogen. Oder Augenwischerei: Man kann den Körper dazu bringen, daß er vermehrt Flüssigkeit verliert (etwa durch starkes Schwitzen oder wassertreibende Tabletten). Aber dieses Gewebswasser fehlt dem Organismus. Er lagert es deshalb, bei nächster Gelegenheit, sofort wieder ein – und aus ist der Traum vom drastischen Gewichtsverlust.

Gibt es ein Ideal-Gewicht?

Die Waage bringt es an den Tag. Sie ist unbestechlich. Und macht, genau genommen, die Rechnerei mit Kalorien entbehrlich:

● Zunehmen kann nur, wer sich zuviel Kalorien zuführt oder zuwenig verbraucht.

Dieses Bilanzproblem kreist natürlich um die Frage: Was ist das normale, »ideale« Gewicht? Gibt es das überhaupt? Hat die Zellulitis bei einem bestimmten individuellen Gewicht und bei bestimmten Maßen kaum eine Chance?

So ist es. Zahl und Füllungsgrad der zellulitischen Zellen sind auch abhängig von der Stoffwechselsituation des Gesamtorganismus. Das Zellulitis-Gewebe existiert ja nicht isoliert vom restlichen Körper. Deshalb muß jede Patientin, die an Zellulitis leidet, ihren Stoffwechsel und alle Gewichtsprobleme erst einmal in Ordnung bringen, damit die Zellulitis heilen kann.

Untersuchungen an gesunden, von Zellulitis freien oder geheilten Patientinnen haben ergeben, daß zur Errechnung des zulässigen Ideal-Gewichts eine strenge Formel angewandt werden muß. Sie lautet:

● Das Körpergewicht sollte soviel Kilogramm minus zehn (bis zwanzig) Prozent betragen, wie die Patientin Zentimeter über einen Meter mißt.

Hier ist die Ideal-Gewichts-Tabelle für alle Körpergrößen:

150 cm	45 kg
152 cm	46 kg
154 cm	47 kg
156 cm	48 kg
158 cm	49 kg
160 cm	50 kg
162 cm	51 kg
164 cm	52 kg
166 cm	53 kg
168 cm	55 kg
170 cm	56 kg
172 cm	58 kg
174 cm	59 kg

176 cm 60 kg
178 cm 62 kg
180 cm 64 kg

Wer einen leichten, »leptosomen« Körperbau hat, sollte vom angegebenen Idealgewicht noch einmal 5% abziehen. Patientinnen von schwerer, »pyknischer« oder »athletischer« Konstitution dürfen 5% hinzuzählen.

Je größer eine Patientin ist, desto strenger muß sie bei der Berechnung des Ideal-Gewichts vorgehen. Nur wer weniger als 160 Zentimeter mißt, darf auf einen nochmaligen Abzug vom Ideal-Gewicht verzichten.

Es ist eine »strenge« Tabelle, zugegeben. Aber sie gibt beileibe keine »Mannequin«-Gewichte an – die wiegen nämlich noch weniger. Im Kampf gegen die zellulitischen Veränderungen muß man zwar auf die Erreichung und Erhaltung des Ideal-Gewichts achten, wer sich aber auf »Haut und Knochen« abmagert, schädigt die Feinstrukturen der Haut ebenso wie jene Patientin, die mit den Pfunden wuchert.

Wie erreicht man das Ideal-Gewicht?

Wer Zellulitis hat und die angegebenen Ideal-Gewichte überschreitet, sollte abnehmen. Zwar läßt sich der Hautbefund auch dann bessern, wenn nur die anderen Programm-Punkte planmäßig erfüllt werden, die Chancen zur Heilung steigen jedoch mit der Erreichung des Ideal-Gewichts deutlich an. Im übrigen nutzt das Ideal-Gewicht auch anderen Organen. Man ist leistungsfähiger und seltener krank, hat eine höhere Lebenserwartung und ist weder vom Bluthochdruck noch von Zuckerkrankheit, Gicht oder Schlaganfall bedroht. Gute Gründe also für den strengen Vorsatz.

● Übertreiben Sie nicht! Wer pro Woche ein Pfund Gewicht verliert, ist gut. Wer ein Kilo schafft, ist sehr gut. Mehr ist von Übel.

Denn der richtige Rhythmus ist auch beim Abnehmen wichtig. Langzeitig fasten (»Null-Diät«) darf man ohnehin nur unter ärztlicher Aufsicht.

Um ein Pfund Gewicht pro Woche zu verlieren, muß man jeden Tag etwa 500 Kalorien weniger zu sich nehmen, als man gewohnt ist. Das ist ein Viertel oder ein Fünftel der üblichen Kost. Am einfachsten schafft man es, wenn (bis zur Erreichung des Ideal-Gewichts!) bestimmte Nahrungsmittel als »Sünde« auf eine Verbotsliste gesetzt werden. Der »Index« ist lang. Er umfaßt vieles, was gut schmeckt, und manches, was niemand in Verdacht hat.

Hier ist die Liste der verbotenen Sachen und ihr Kalorienwert:

Schokolade	1 Tafel (100 g)	= 600 Kal.
Torte	1 Stück	= 400 Kal.
Lachs	1 Portion	= 350 Kal.
Eiskrem	1 Portion	= 300 Kal.
Mettwurst	1 Brotbelag (40 g)	= 215 Kal.
Doppelrahm-Frischkäse	1 Päckchen	= 200 Kal.
Bier	1 kl. Flasche	= 175 Kal.

Wermut	1 Glas	= 150 Kal.
Cola	1 Flasche	= 140 Kal.
Schlagsahne	1 Löffel	= 100 Kal.
Bonbon	1 Stück	= 50 Kal.
Praline	1 Stück	= 45 Kal.
Würfelzucker	1 Stück (5 g)	= 20 Kal.
Pommes frites	1 Stück	= 18 Kal.
Kartoffelchip	1 Stück	= 10 Kal.

Am einfachsten ist es, von diesen schönen Sachen konsequent zu lassen. Dann haben Sie bald keine Gewichtsprobleme mehr.

Die Umstellung der Kost ist nicht ohne Probleme. Das schlimmste heißt: Hunger. Genaugenommen handelt es sich dabei nur um Appetit, denn dem Körper werden durch die »Nahrungssünden« meist Luxus-Kalorien zugeführt, die er gar nicht braucht und in seinem Stoffwechsel nur speichern kann. Doch Auge und Gaumen haben sich an den Überfluß gewöhnt. Sie informieren das »Appetit-Zentrum« im Gehirn – und sie informieren es falsch.

Diese Fehlsteuerung läßt sich korrigieren. Am einfachsten helfen die chinesischen Ratschläge der Akupunktur und Akupressur. Auf dem Handrücken liegt ein »Beruhigungspunkt«. Er dämpft das Appetitzentrum. Das Hungergefühl vergeht. Den Punkt finden Sie drei Querfinger hinter der Schwimmhaut des 4. und 5. Fingers in Richtung auf die Handwurzel. Sie beeinflussen ihn durch eine sanft kreisende Massage von zwanzig Sekunden Dauer. Die Wirkung tritt prompt ein.*

* Ausführlich informiert mein Buch »Schmerzfrei durch Akupunktur und Akupressur«, ein Ratgeber für die Selbstbehandlung (Econ Verlag, 18,– DM).

Was braucht der Körper?

Unser Organismus kann auf Kohlenhydrate vollkommen und auf Fette sehr weitgehend verzichten. Drei Stoffgruppen sind aber völlig unentbehrlich:
● Eiweiß
● Vitamine
● Mineralien

Eiweiße sind die Bausteine des Lebens. Sie bilden die Zellen, transportieren den Sauerstoff, bauen die Muskulatur auf, sind Teil der Hormone, Träger der Erbanlagen und der elastische Kitt für die menschliche Haut. Sie sehen: Zellulitis kann niemals durch ein Zuviel an Eiweißsubstanzen, sondern nur durch ein Zuwenig begünstigt werden. Vitamine sind lebensnotwendige Wirkstoffe, die der menschliche Organismus nicht selbst herstellen kann (Ausnahme: Vitamin D). In Spuren müssen sie deshalb in der Nahrung oder als Arznei zugeführt werden. Unter mitteleuropäischen Lebensbedingungen funktioniert dies meist. Vitamin-Mangelkrankheiten sind hier extrem selten. Zellulitis-Patientinnen brauchen besonders reichlich Vitamin B. Die Diät berücksichtigt das. Mineralien schließlich, die dritte Gruppe unverzichtbarer Substanzen, sind Spurenelemente, die beim Aufbau des Blutes, der Drüsensekrete, in den Muskeln und Nerven gebraucht werden. Wenige tausendstel Gramm reichen. Von den meisten Mineralien hat der Körper »Depots« angelegt. Sie müssen spätestens nach einigen Wochen aufgefüllt werden. Jede Einseitigkeit bei der Diät bringt die Gefahr mit sich, daß wichtige Mineralien fehlen.

Das sollten Sie essen

Die Anti-Zellulitis-Diät zwingt Sie in kein starres Schema. Sie dürfen wählen, was und wieviel Sie essen. Es gibt nur zwei Einschränkungen:

● Bis Sie Ihr Ideal-Gewicht erreicht haben, müssen Sie die Nahrungsmenge so beschränken, daß Sie pro Woche mindestens ein Pfund verlieren.

● Ihre Diät-Kost sollte generell eiweißreich, aber kohlenhydrat- und fettarm sein. Obst und Salate müssen die erforderlichen Vitaminmengen sichern.

Das sind die Rahmenbedingungen. Ihrer freien Entscheidung obliegt es, sie auszufüllen. Dabei sind Ihrer Phantasie in Küche und Keller keine Grenzen gesetzt. Sie können altdeutsch oder ausländisch kochen, mit Zahl und Größe der Mahlzeiten experimentieren, Gewürze verwenden und die Tafel dekorieren.

Anti-Zellulitis-Diät will Ihnen nicht die Lust am Essen nehmen. Worauf es ankommt, das ist die Korrektur zellulitisfördernder Faktoren, mehr nicht. Die folgenden Vorschläge sind deshalb nur als Anregung gedacht.

Frühstück

Zuerst eine Orange, ein Apfel oder ein Magerjoghurt. Dann Kaffee oder Tee, aber ohne Zucker und mit höchstens einem Tropfen Milch. Eine Scheibe Brot (Vollkorn, Toast oder Knäcke). Nicht mehr als 1 Teelöffel Butter oder Margarine. Ein hartgekochtes Ei. Ein Teelöffel Honig.

Hauptmahlzeit (mittags oder abends)

Keine Suppe. Fisch oder Fleisch in beliebiger Menge, aber nur die fettarmen Qualitäten: Steak, Rindsgulasch, Kalbfleisch, Seelachs, Tatar, Wildbret, Huhn, Scholle, Filet, Leber. Stets möglichst fettarm zubereiten. Keine dicken Soßen. Dafür reichlich Salat, Pilze, Obst. Die Beilagen, vor allem Kartoffeln, Grieß, Hülsenfrüchte und Brot, müssen Sie begrenzen.

Kleine Zwischenmahlzeiten

Wenn Sie Hunger haben, dürfen Sie etwas essen. Am besten Obst, Magerquark oder einen pikanten Salat. Sie dürfen auch trinken, nur möglichst nichts Süßes. Säfte aus frischem Gemüse oder Obst können Sie sich selbst je nach Jahreszeit zubereiten. Ein drittel Liter Milch pro Tag ist erlaubt und deckt Ihren Mineralienbedarf.

Ein Dutzend Tips, die Sie beachten sollten

● Es ist gesünder, öfter eine kleine Mahlzeit zu halten, als einmal pro Tag ungehemmt zuzulangen.
● Lassen Sie sich nicht hetzen. Schneiden Sie alles sehr klein und kauen Sie gut.
● Lassen Sie sich nicht von »guten Freundinnen« verführen. Das freut nur die Freundin.
● Kaufen Sie sich eine beschichtete Pfanne. Damit sparen Sie eine Menge Fett beim Braten.

- Durst löschen Sie am besten mit Wasser, ungesüßtem Kaffee oder schwarzem Tee.
- Einmal pro Woche legen Sie einen Obsttag ein. Erlaubt sind drei Pfund Äpfel.
- Täuschen Sie Ihren Magen durch kleinere Teller, Gabeln und Messer.
- Trinken Sie tagsüber möglichst keinen Alkohol und wenn schon, dann nur trockenen Sekt.
- Entflechten Sie seelische und körperliche Bedürfnisse. Essen Sie nie vor Freude oder gar aus Kummer.
- Essen Sie nichts, solange Sie fernsehen. Diese Kalorien kann man nicht kontrollieren.
- Stellen Sie sich einmal pro Woche auf die Waage und schreiben Sie Ihr Gewicht auf.
- Verkrampfen Sie sich nicht. Bleiben Sie Optimist. Der Erfolg belohnt Sie!

5. Kapitel
Gymnastik und Sport

Gefällt Ihnen das Bild auf der nächsten Seite? Mir auch. Es zeigt, daß Gymnastik eine schöne Sache sein kann. Ganz ohne Kommandos, Schmerzen und Schikane. Einfach der Ausdruck von Lebensfreude, die Garantie für einen schönen, gesunden und leistungsfähigen Körper.

Gabriele, die da so vergnügt auf ihrem Stuhl sitzt, den Bleistift mit den Zehen haltend, hat gut lächeln. Sie kann Gymnastik. Ihre Muskeln sind trainiert, die Bänder gestrafft. Keine Spur von Zellulitis.

Dabei ist Gabriele eine Frau von über dreißig Jahren, mit harmonischen Formen – aber bestimmt nicht untergewichtig wie ein Twiggy-Mannequin. Ihre Gesundheit verdankt sie regelmäßiger sportlicher Betätigung, ihre Gelenkigkeit, Ausdauer und Fitneß der Gymnastik. Aber keiner besonders komplizierten! Nur Übungen, die jede Frau nachmachen kann. Nicht auf Anhieb so perfekt, wie Gabriele sie uns in diesem Kapitel vormachen wird, aber darauf kommt es nicht an: Gymnastische Übungen wirken selbst dann, wenn sie versucht werden und nicht gelingen. Perfektion steigert den biologischen Wert einer Übung nicht, Perfektion ist nur die logische Folge wiederholten Trainierens.

Also: Keine Bange. Sie schaffen es! Nach zehn Wochen sind Sie topfit!

Weshalb Gymnastik gegen Zellulitis hilft

Der Mehr-Fronten-Krieg gegen die häßlichen Hautveränderungen nimmt das zellulitische Gewebe von allen Seiten

Abbildung 5:

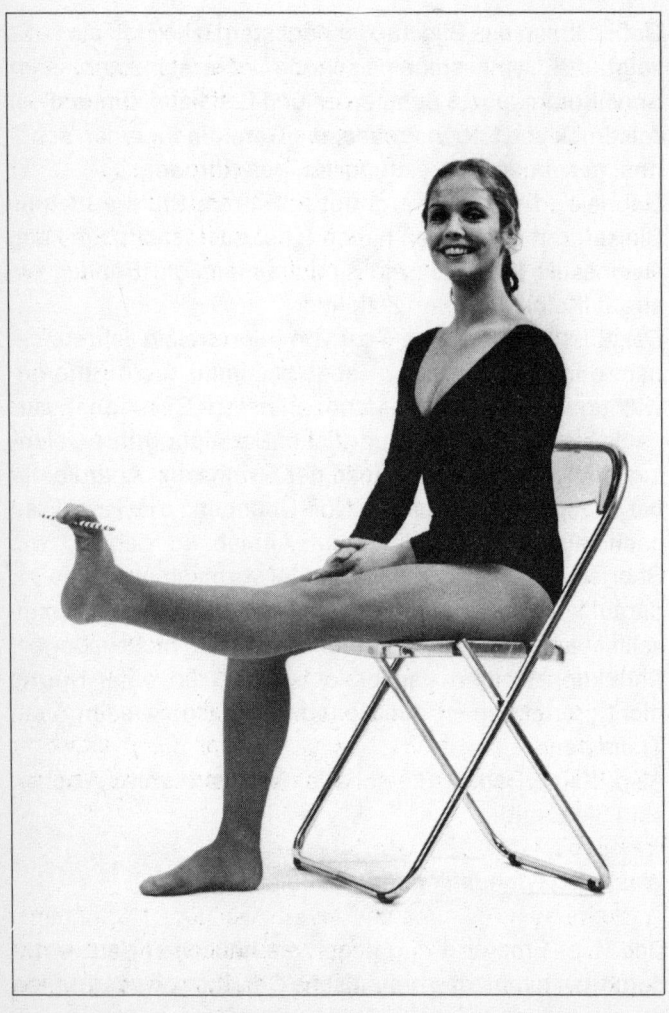

56

in die Zange. Gymnastik und Sport sind die Hebel, die von unten und innen wirken: Jede Zellulitis sitzt über einem Muskelgewebe. Wer dieses Gewebe kräftigt und vermehrt, entzieht der Zellulitis die Basis.

Und zwar auf dreifache Weise: Trainierte Muskulatur ist besser durchblutet. Die Stoffwechselschlacken, zum Beispiel Milchsäure, werden rasch und vollständig beseitigt. Auch in der Umgebung des trainierten Muskels – dort, wo die Zellulitis sitzt.

Das zweite, nicht minder wirksame Prinzip ist die Verdrängung: Wo Muskulatur ist, da kann keine Zellulitis sein. Platzmangel zwischen den Muskelfasern und der Haut drückt die Riesenzellen zusammen. Denn auch in der Haut gibt es eine zarte Muskulatur (sonst könnten sich die Haare bei der »Gänsehaut« nicht sträuben), die mittrainiert wird und die Kompression verstärkt.

Gymnastik und Sport sind schließlich die schönste Art, gespeicherte Energie – und Energie ist immer als Fett gespeichert! – wieder loszuwerden: Im Feuer des beschleunigten Stoffwechsels verbrennen die Fettmoleküle zu Energie, Kraft und Ausdauer. Das zusätzlich gebundene Gewebswasser wird überflüssig und dann ausgeschieden – die kranke Haut wird wieder glatt, elastisch und schön.

Was unseren Muskeln guttut

Muskeln, so steht es in den medizinischen Lehrbüchern, sind »die fleischigen Teile des menschlichen Körpers, die durch Zusammenziehung und Erschlaffung Bewegungen vermitteln«. Es gibt kein menschliches Leben ohne die ausdauernde Aktivität der 240 Muskeln des Körpers. Keinen Herzschlag, keinen Schritt vorwärts, keinen Blick zurück. Immer werden dabei Muskeln tätig.

Das Wort leitet sich vom lateinischen Begriff »musculus« ab. Und das heißt weiter nichts als »Mäuschen«. Die alten Ärzte nämlich fanden, daß unsere Muskeln mit ihrem »Bauch« und den verjüngten Enden aussehen wie die flinken kleinen Tiere. Und wie eine Maus, die unbeweglich in einem engen Käfig sitzt, zugrundegeht, so erlischt auch das Leben unserer Muskeln, wenn sie nicht bewegt werden.

Muskelzellen haben die Funktion, sich zusammenzuziehen. Wenn sie nicht benutzt werden, sterben sie ab; zwar nicht alle auf einmal, aber doch nach und nach. Jeder weiß das aus eigener Erfahrung: Eine Muskelgruppe, die nach einem Knochenbruch durch Gipsverbände »ruhiggestellt« wird, verliert innerhalb weniger Tage und Wochen an Umfang und Kraft. Den gleichen Effekt hat eine »Schonhaltung«.

Schwund und Schwäche der Muskulatur sind aber kein Schicksal. Sie können jederzeit wieder rückgängig gemacht werden. Einzige Voraussetzung dafür: Der Muskel muß sich zusammenziehen oder es wenigstens versuchen. Dann vermehren sich seine Zellen. Er gewinnt alles zurück, was er durch Schonung verloren hat – und ein bißchen mehr, wenn's sein soll.

Das ist das ganze Geheimnis der biologischen Wirkung von Sport und Gymnastik. Der Trick besteht darin, aus den

240 Muskeln jene zu trainieren, auf die es ankommt. Das Anti-Zellulitis-Programm hat sie sorgsam ausgewählt.

Übung ohne Bewegung – Übung mit Bewegung

Gabriele, den Bleistift zwischen den Zehen (Abbildung 5), bewegt sich nicht. Sie sitzt einfach da. Und trotzdem tut sie eine Menge für die Muskulatur ihres linken Ober- und Unterschenkels. Machen Sie bitte gleich die Probe aufs Exempel: Sie spüren, wie sich die Muskulatur zusammenzieht.

Der Bleistift-Test ist ein Paradebeispiel für eine »Übung ohne Bewegung«. Die Experten nennen das »isometrisches Training«: Es wird keine Arbeit entwickelt (denn das Bein geht ja nicht auf und ab), und trotzdem entwickelt sich Muskelkraft und Muskelspannung.

Und nun schauen Sie bitte, was Gabriele auf der nächsten Seite macht (Abbildung 6): Sie läuft auf der Stelle. Arme und Beine bewegen sich im Rhythmus des Dauerlaufs. Eine »Übung mit Bewegung« (auch wenn sie nicht vom Fleck führt). Solche »Bewegungsübungen« nennt man »isotonisches Training«, und was dabei herauskommt, ist Arbeit, die Widerstandskraft und Ausdauer fördert.

Was Sie für die Fitneß-Übungen brauchen

Um die Zellulitis zurückzudrängen, müssen Bewegungs- und Kraftübungen stets kombiniert werden. Das verdoppelt den Effekt. Und der ist ohne großen Aufwand zu erzielen. Was Sie brauchen, ist:

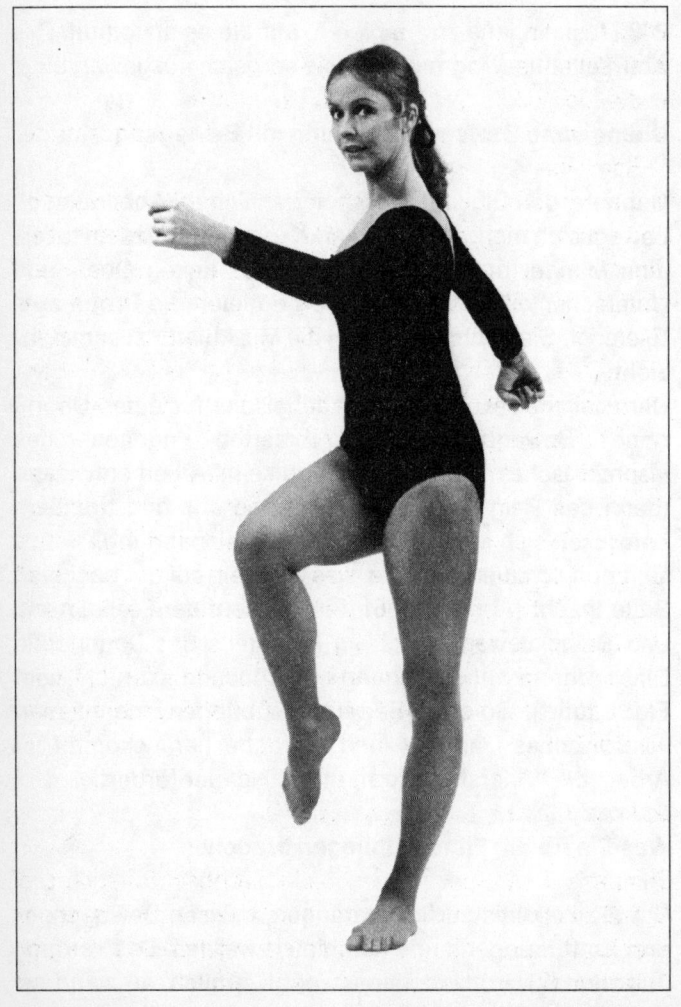

- 20 Minuten Zeit pro Tag;
- einen angenehm warmen Raum;
- die Möglichkeit, sich flach auszustrecken;
- ein paar preiswerte Geräte: Ball, Besenstange, Sprungseil;
- aus dem Haushalt einen Stuhl und ein Frotteehandtuch.

Und schon kann es losgehen. Denken Sie stets daran, daß Übertreibung schadet. Versuchen Sie nicht, mit Gewalt Wunder zu wirken. Belasten Sie sich niemals bis an Ihre Leistungsgrenze. Bleiben Sie stets ein bißchen darunter. Sie müßten immer noch ein wenig »dazulegen« können. »Submaximal« soll die Belastung sein – gleichgültig, welche Übung Sie gerade absolvieren.

Machen sie zwischen den Übungen eine kleine Pause. Versuchen Sie nicht, ein Hochleistungssportler zu werden. Zwingen Sie sich nicht, wenn Sie sich schlapp oder krank fühlen. Wer an einer akuten oder chronischen Krankheit leidet, muß mit seinem Hausarzt sprechen, ob die Übungen unbedenklich sind.

Lassen Sie sich nicht von der Krankheit terrorisieren. Ihre Zellulitis heilt auch dann, wenn Sie sie heiter und gelassen bekämpfen.

So kombinieren Sie die Übungen

Gymnastik und Sport kennen kein strenges Schema. Die Anti-Zellulitis-Übungen werden nach den Erfordernissen, aber auch nach Lust und Laune zusammengestellt. Es gibt Dutzende von Kombinationsmöglichkeiten.

Der Schwerpunkt der Übungen muß so gewählt werden, daß die von der Zellulitis betroffenen Bezirke und ihre Muskulatur besonders trainiert werden. Wer Zellulitis ausschließlich an den Oberschenkeln hat, konzentriert die Gymnastik auf diese Region. Patientinnen, die Po- und Hüftregion behandeln, turnen andere Übungen. Wenn die Gewebeveränderungen an mehreren Stellen aufgetreten sind, müssen die Übungen so zusammengestellt werden, daß jeder Bezirk behandelt wird.

Das ist einfacher als gedacht. Die Bilder von Gabriele sind auf den folgenden Seiten so geordnet, daß jeweils die Übungen für Oberschenkel, Po und Hüfte getrennt wurden. Und natürlich wird auch unterschieden zwischen Übungen mit (»isotonisch«) und ohne Bewegungen (»isometrisch«). Denn von beiden Trainingsarten sind jeweils Übungen zu absolvieren.

Im Anschluß an die Übungen für die betroffene Region ist es nötig, den ganzen Körper zu lockern und leicht zu belasten. Dafür gibt es Übungen, die Beweglichkeit und Leistungsfähigkeit rasch steigern, ohne sehr anzustrengen. Am Ende der 20 Übungsminuten steht ein kurzes (»isotonisches«) Ausdauertraining, zum Beispiel Seilspringen. Jede Anti-Zellulitis-Gymnastik besteht also aus vier Teilen:

- Örtliches Muskeltraining ohne Bewegung
- Örtliches Muskeltraining mit Bewegung
- Harmonieübung für den ganzen Körper
- Ausdauertraining zur Beschleunigung des Stoffwechsels.

Diese Reihenfolge ist kein Zwang. Sie hat sich aber am besten bewährt: Am Anfang werden solche Übungen absolviert, die muskelbildend wirken. Dann folgen Übungen, die die Muskeln bewegen. Im dritten Teil trainiert man Gelenkigkeit und Bewegungssinn, weil die schönste Figur nichts nutzt, wenn sie nicht harmonisch aufeinander abgestimmt ist. Schließlich werden alle Stoffwechselvorgänge beschleunigt und durch das Ausdauertraining auch noch Herz und Kreislauf aktiviert.

Zwanzig Minuten pro Tag reichen. Und für den angestrebten Effekt ist es nicht wichtig, zu welcher Stunde Sie üben. Am besten verträgt der Organismus das Training vor den Mahlzeiten, also entweder vor dem Frühstück, in einer ruhigen Vormittagsstunde (wenn Mann und Kinder aus dem Haus sind) oder abends. Ungünstig ist es, wenn Sie während der Übungen unter Streß und Zeitdruck stehen.

Im Anfang können Sie reichlich Pausen machen, wenn Sie wollen, sogar die Hälfte der Übungszeit. Später, mit zunehmenden Erfahrungen und Erfolgen, verringert sich die Pausenzeit ganz von allein. Nur eines dürfen Sie nicht, wenn die Zellulitis verschwinden soll: wochenlang pausieren. Zu Beginn des Programms müssen Sie sich fest vornehmen, zehn Wochen tapfer durchzuhalten!

Wenn Ihre Zellulitis vor allem an den Oberschenkeln sitzt

Auf geht's! Jetzt wird es Ernst (aber es macht auch Spaß).
Am besten ist es, Sie ziehen einen Gymnastikanzug an, wie
Gabriele das tut. Dann können Sie am zuverlässigsten
beurteilen, ob sich die richtigen Muskeln zusammen-
ziehen.
Das sind die isometrischen Übungen für den Oberschenkel:

Abbildung 7:
Setzen Sie sich auf einen stabilen Stuhl. Halten Sie sich mit den Händen an der Sitzfläche fest. Strecken Sie beide Beine. Und nun halten Sie, mit durchgedrückten Knien, die Beine drei bis fünf Sekunden in der Waagerechten.

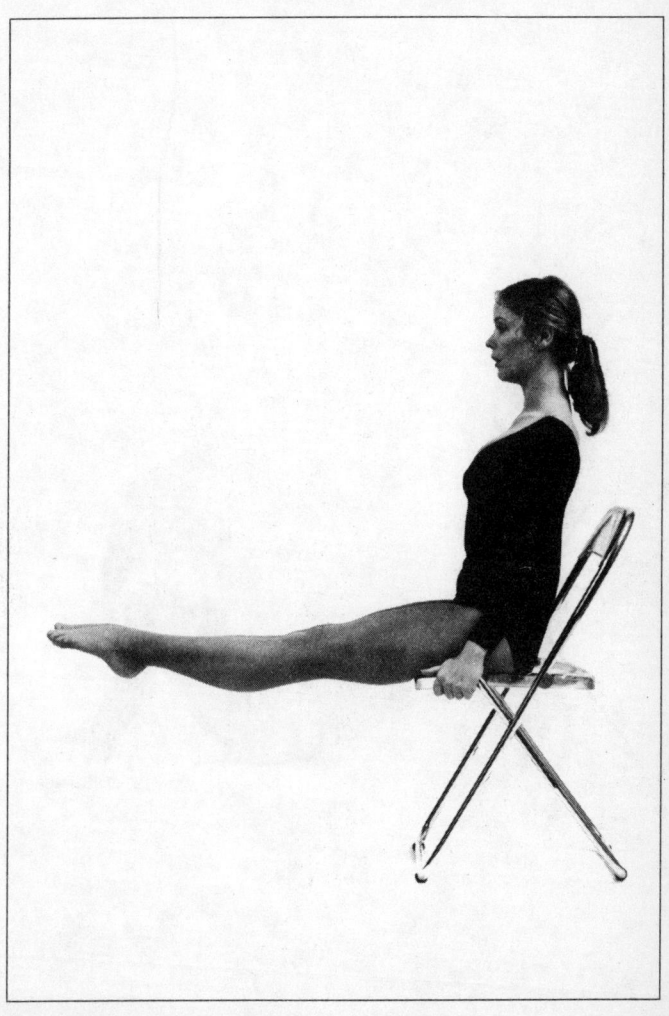

Abbildung 8:
Setzen Sie sich auf den Fußboden und nehmen den Stuhl
»in die Beinzange«. Pressen Sie den Stuhl. Sie spüren, wie
sich Ihre Oberschenkelmuskulatur, besonders die der Innenseite, anstrengt.

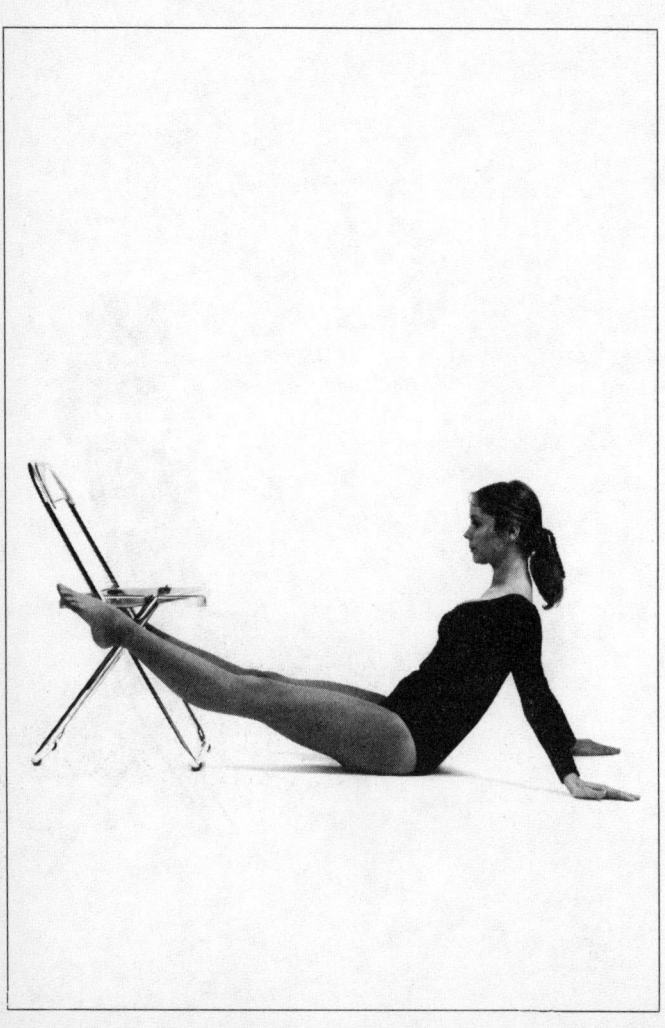

Abbildung 9:
Legen Sie Kopf und Rücken flach auf den Fußboden. Die
Unterschenkel ruhen auf der Sitzfläche des Stuhls. Versuchen Sie, die Sitzfläche nach unten zu drücken. Natürlich
geht das nicht. Aber Ihre Beinmuskulatur hat kräftig gearbeitet.

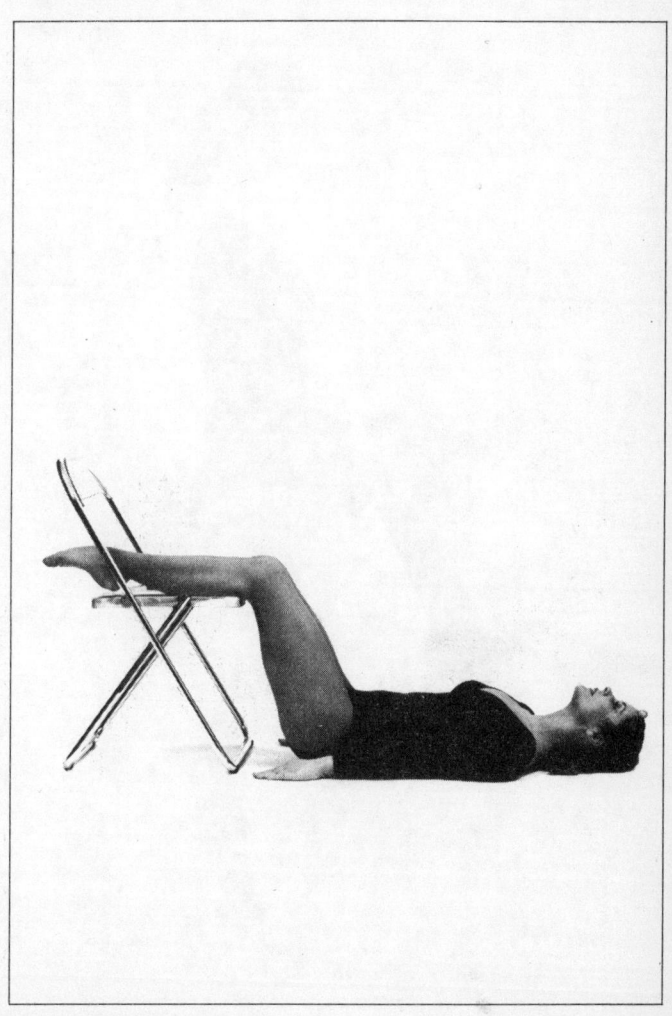

Abbildung 10:
Ein zusammengefaltetes Frotteehandtuch wird unter die Fußsohle gelegt. Sie stehen auf einem Bein. Halten Sie das Handtuch ganz fest und versuchen Sie gleichzeitig, den Fuß auf den Boden zu setzen.

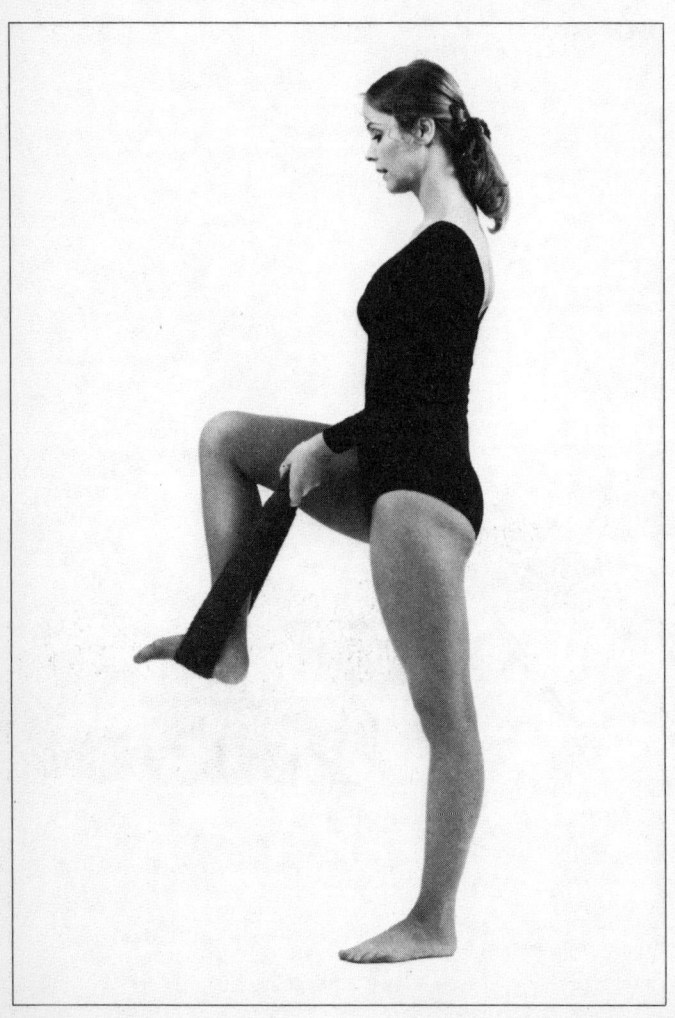

Abbildung 11:
Legen Sie sich auf den Rücken. Ziehen Sie die Beine an
und führen das Handtuch außen um die Unterschenkel.
Jetzt versuchen Sie, gegen den Widerstand des festgehal-
tenen Handtuchs die Beine zu strecken.

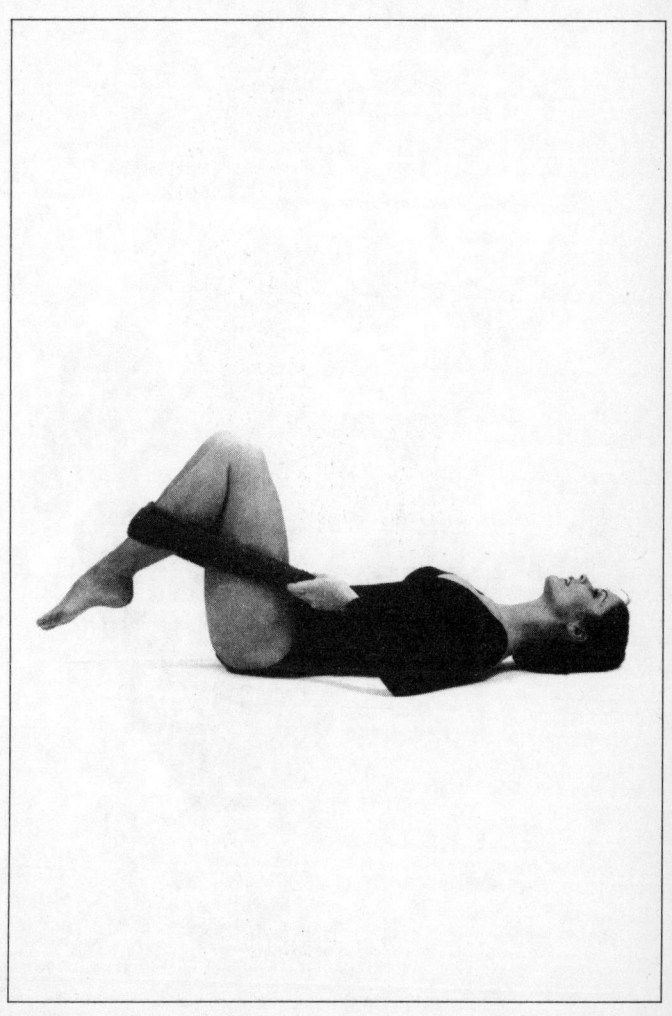

Abbildung 12:
Sie legen sich auf den Rücken, das Sprungseil legen Sie unter die Fußsohlen. Dann ziehen Sie sich hoch, wobei die Arme gebeugt werden. In der labilen Gleichgewichtsposition verharren Sie etwa fünf Sekunden, wobei die Beine gegen das Seil drücken.

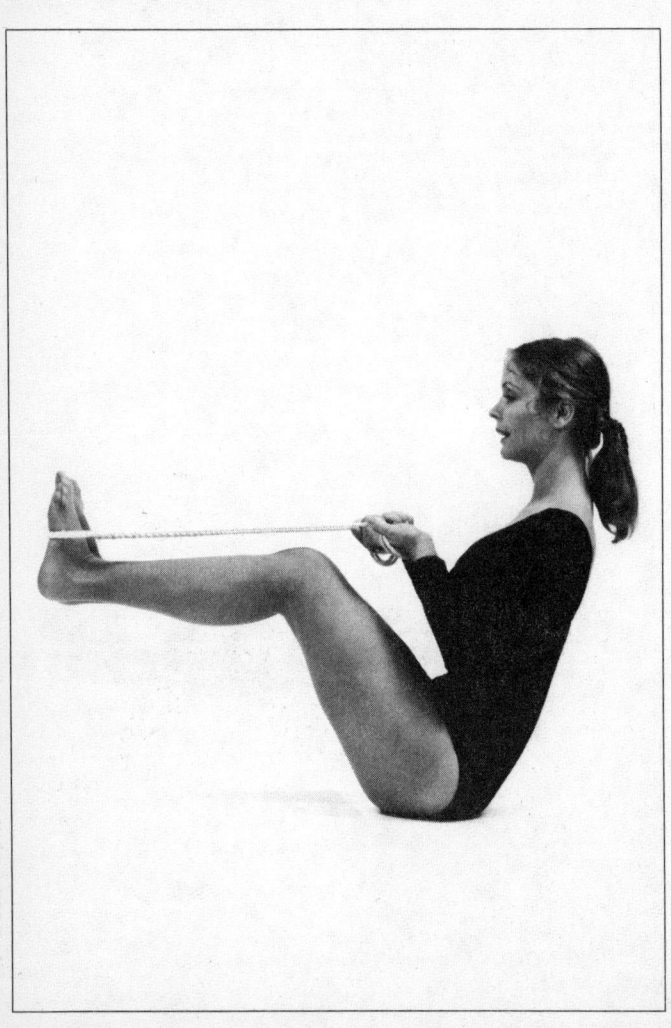

Abbildung 13:
Nehmen Sie einen Ball zwischen die gestreckten Beine.
Pressen Sie ihn, so fest Sie können. Der Ball muß sich
dabei verformen.

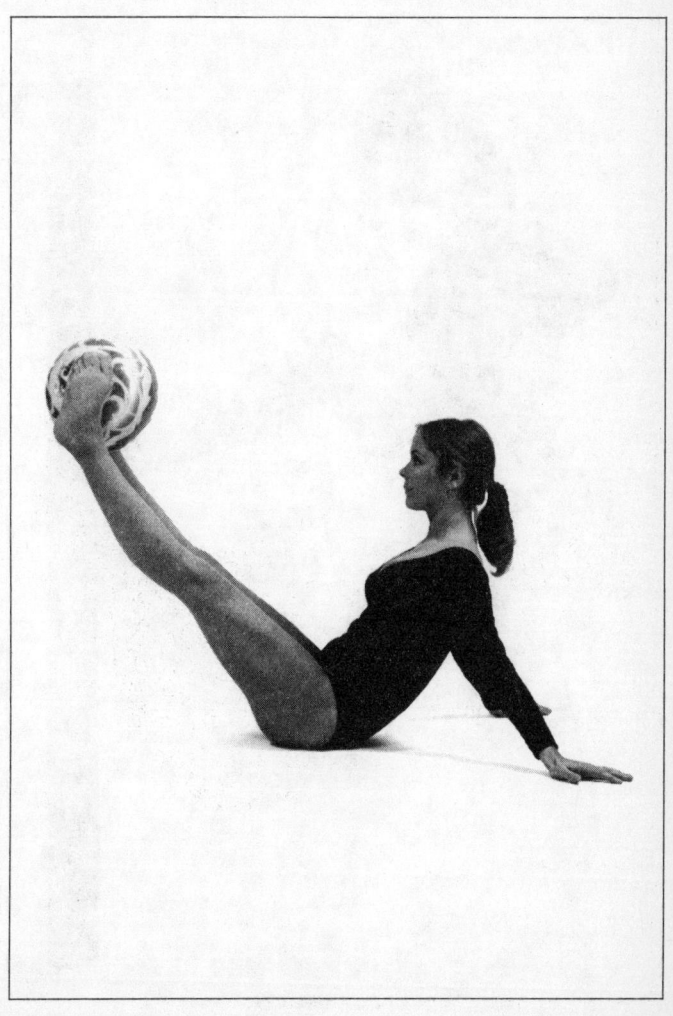

Abbildung 14:
Der Türrahmen, eine Wand oder eine unbewegliche Holzstange sind der Widerstand, den Sie wegzudrücken suchen. Dabei wird die Beinmuskulatur aus der Hüfte heraus gekräftigt.

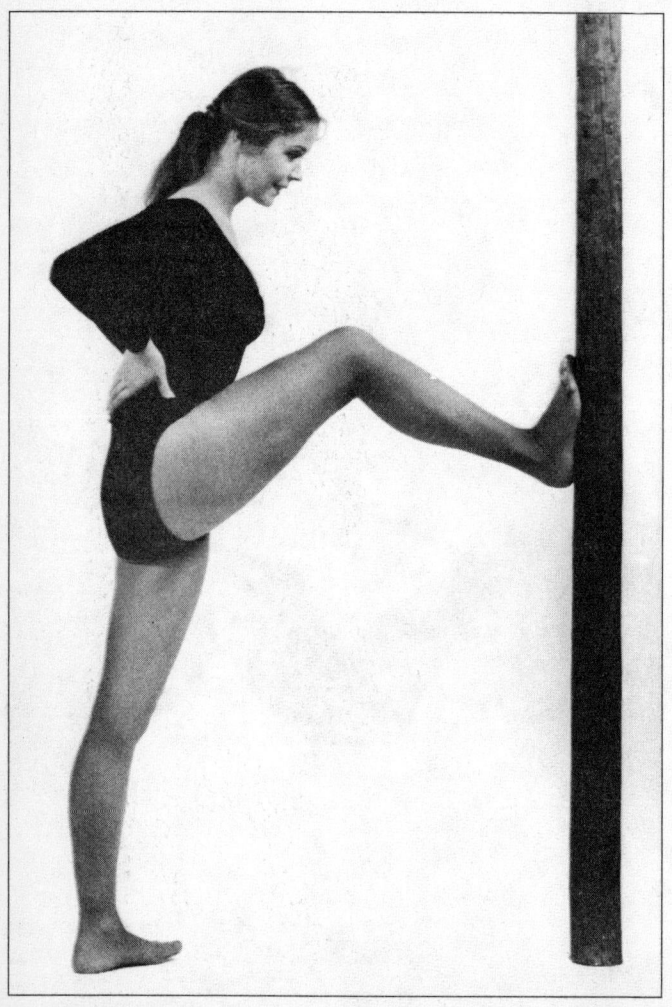

Abbildung 15:
Pressen Sie mit der Ferse, so fest Sie können, einige Sekunden gegen einen unbeweglichen Widerstand. Die Oberschenkelmuskulatur dankt es Ihnen.

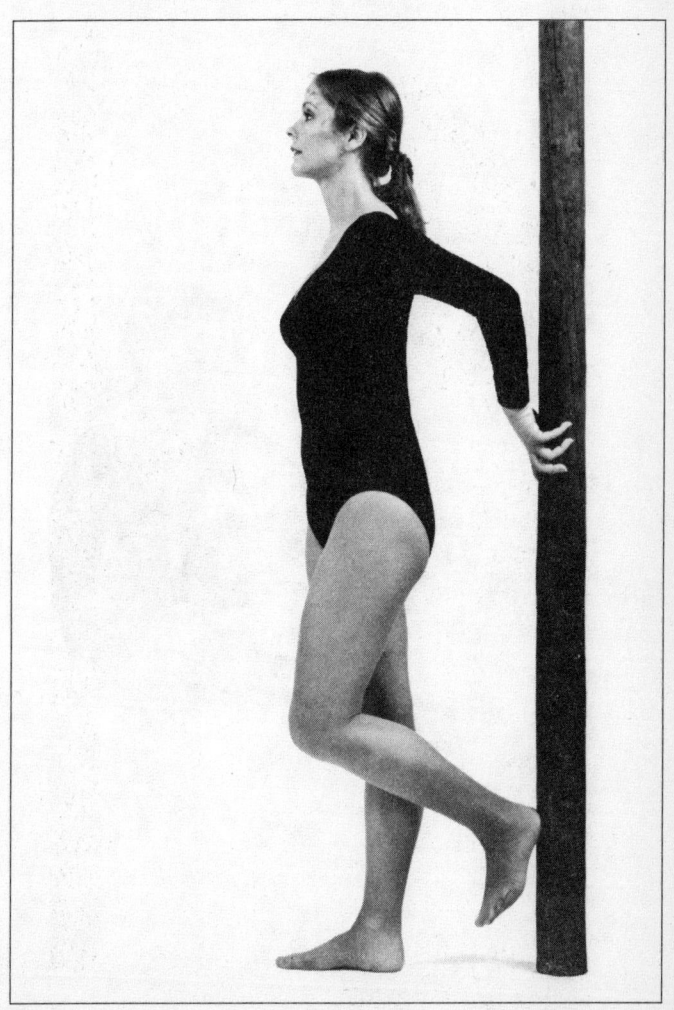

Abbildung 16:
Nehmen Sie einen neuen Besenstiel und halten Sie ihn mit beiden Händen fest, während der Fuß versucht, ihn wegzudrücken.

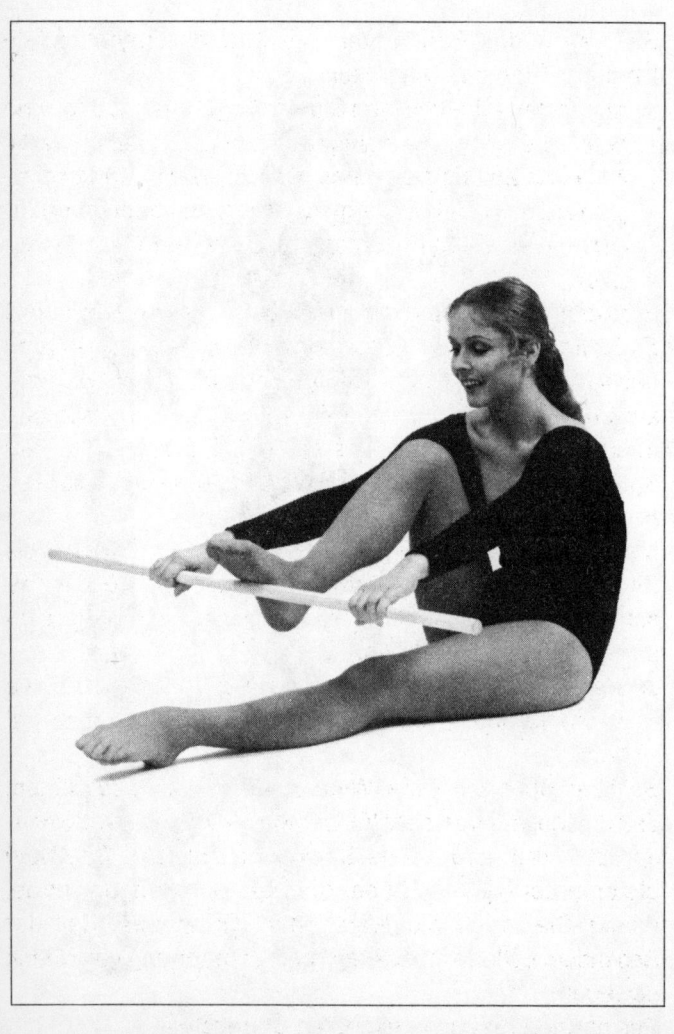

Sie haben die Wahl unter diesen zehn isometrischen Übungen für die Beinmuskulatur:

- Mindestens drei müssen Sie pro Tag turnen. Dabei sind beide Beine gleichmäßig zu belasten. Selbst dann, wenn die Zellulitis an einem Oberschenkel stärker ausgeprägt sein sollte. Die gleichstarke Belastung verhindert die Ausbildung unterschiedlich kräftiger Muskulatur.

Pro Übung muß jedes Bein mindestens dreimal, höchstens fünfzehnmal belastet werden. Die Dauer der Anstrengung beträgt dabei jeweils drei bis fünf Sekunden. Also: Muskelzusammenziehung 3 (bis 15) mal 3 (bis 5) Sekunden – mindestens also neun, höchstens 75 Sekunden. Ein breiter Spielraum, der den individuellen Möglichkeiten viel Freiheit läßt.

Maßstab des Erfolges ist der Muskelkater: Er sollte drei bis fünf Stunden nach der Übung einsetzen, leicht bis mittelschwer sein und von allein bis zum nächsten Übungspensum wieder verschwinden.

- Wenn der Muskelkater völlig ausbleibt, dann haben Sie zu wenig geübt. Ist er schwer, dann haben Sie zu viel getan.

Bei allen Übungen ist der Widerstand jeweils so zu wählen, daß die Muskulatur zwar für wenige Sekunden stark beansprucht wird, aber keine Bewegung entsteht. Das Bein bleibt in der Haltung, in der die Übung begonnen wurde. Weder Sie, noch die Wand, der Türrahmen oder der Besenstiel sollen sich wärend der Anspannung vom Fleck bewegen.

Das passiert erst beim nächsten Übungsteil.

Die isotonischen Übungen für den Oberschenkel

Jetzt bewegen Sie Ihre Beine. Der Ablauf soll möglichst rhythmisch sein. Im Hintergrund können Sie eine Schallplatte oder das Radio laufen lassen. Diese Übungen strengen nicht so an wie die vorhergehenden. Sie helfen, den erzielten Effekt zu sichern.

Abbildung 17:
Setzen Sie sich auf den Fußboden und stützen Sie die
Hände hinter dem Rücken ab. Dann heben Sie im Wechsel
die gestreckten Beine halbhoch. So üben Sie zehn bis
dreißig Sekunden.

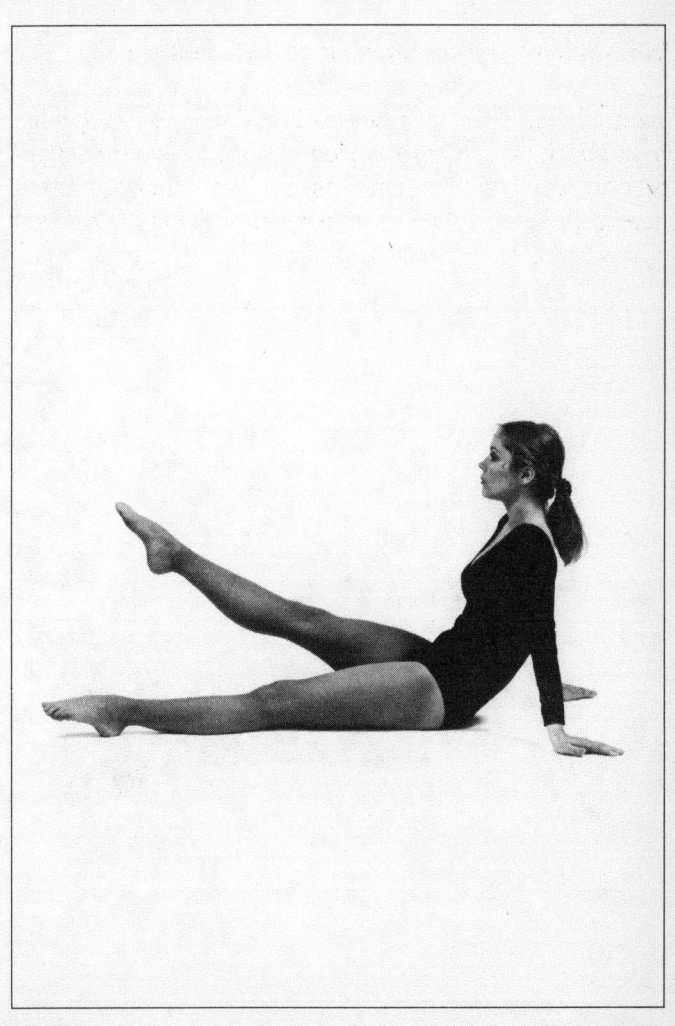

Abbildung 18:
Legen Sie sich flach auf den Rücken. Ziehen Sie ein Bein, so weit Sie können, an den Körper heran. Das andere Bein strecken Sie schräg nach oben aus. Im Wechsel zehn Sekunden üben.

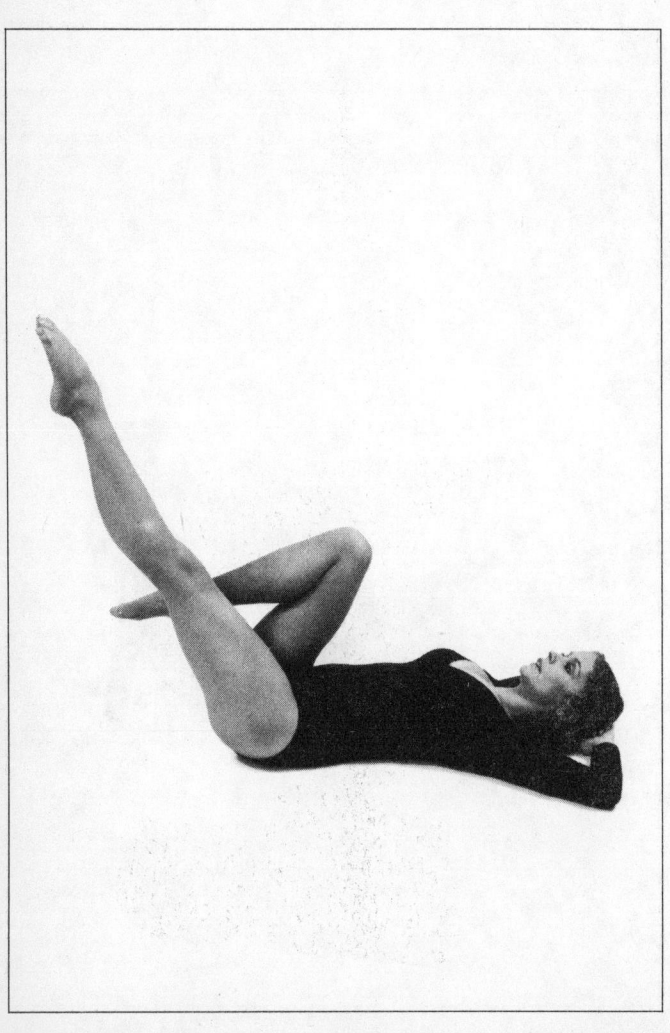

Abbildung 19:
Diese »Kerze« ist etwas für Fortgeschrittene. Sie ist die
Fortsetzung der Übung 18. Die Beine werden im Wechsel
gebeugt und gestreckt. Der Versuch ist soviel wert wie die
Vollendung.

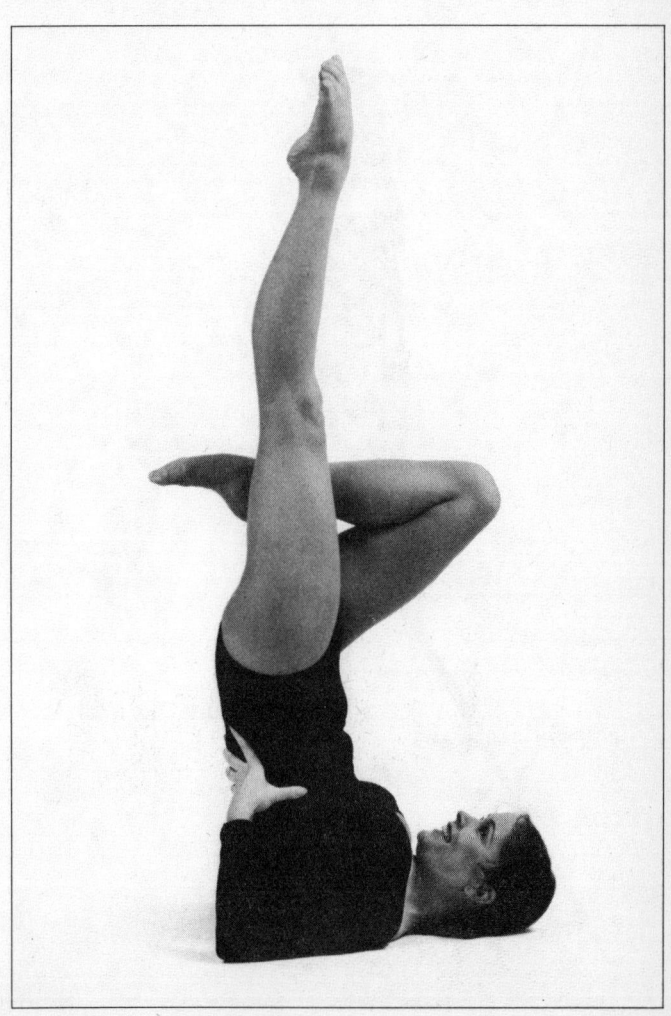

Abbildung 20:
Stellen Sie sich aufrecht an einen Stuhl. Heben Sie ein Bein bis in Hüfthöhe und strecken Sie dann den Unterschenkel.

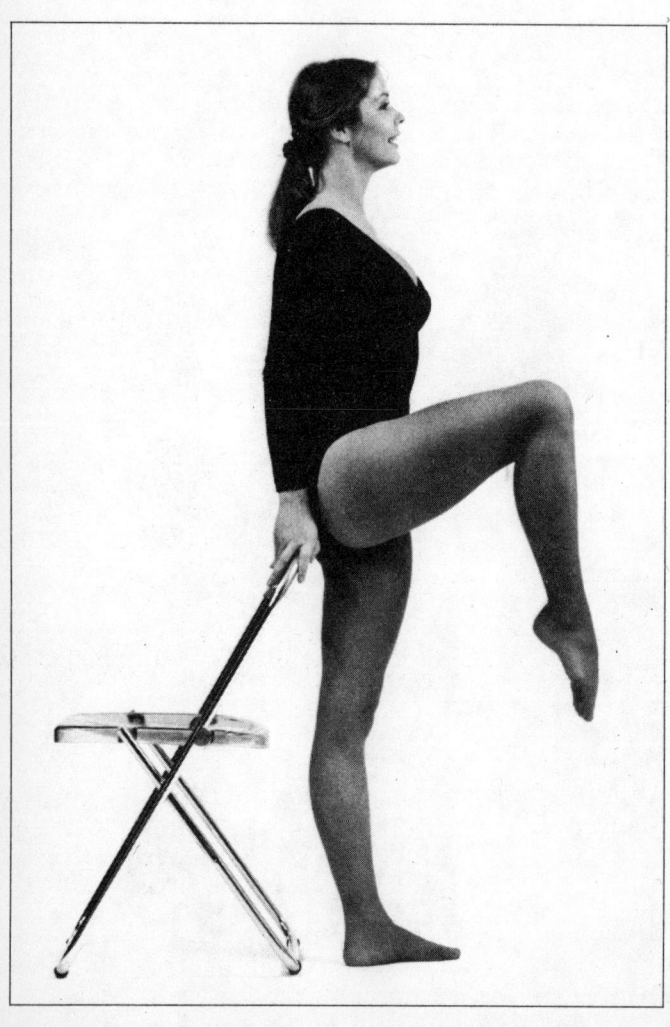

Abbildung 21:
Halten Sie sich mit einer Hand am Stuhl fest. Führen Sie
das eine Bein ganz nach vorn und lassen Sie es, über die
Mittelposition . . .

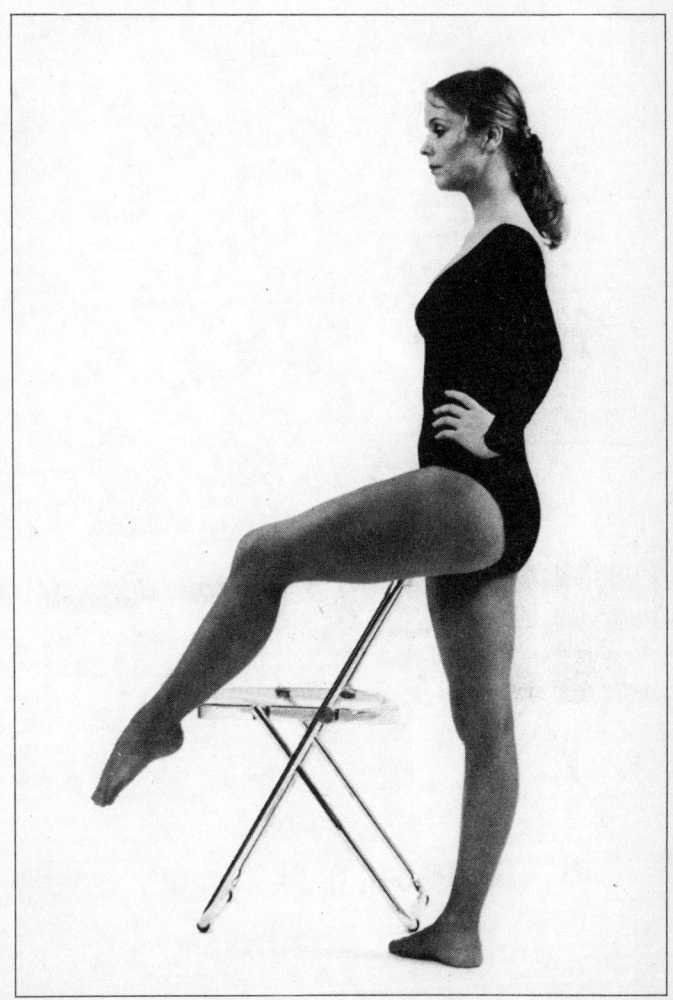

... nach hinten schwingen. Bewegen Sie das Bein aus der Hüfte heraus und versuchen Sie, den Schwenk möglichst rhythmisch ablaufen zu lassen. Jedes Bein zehnmal schwenken, dann wechseln.

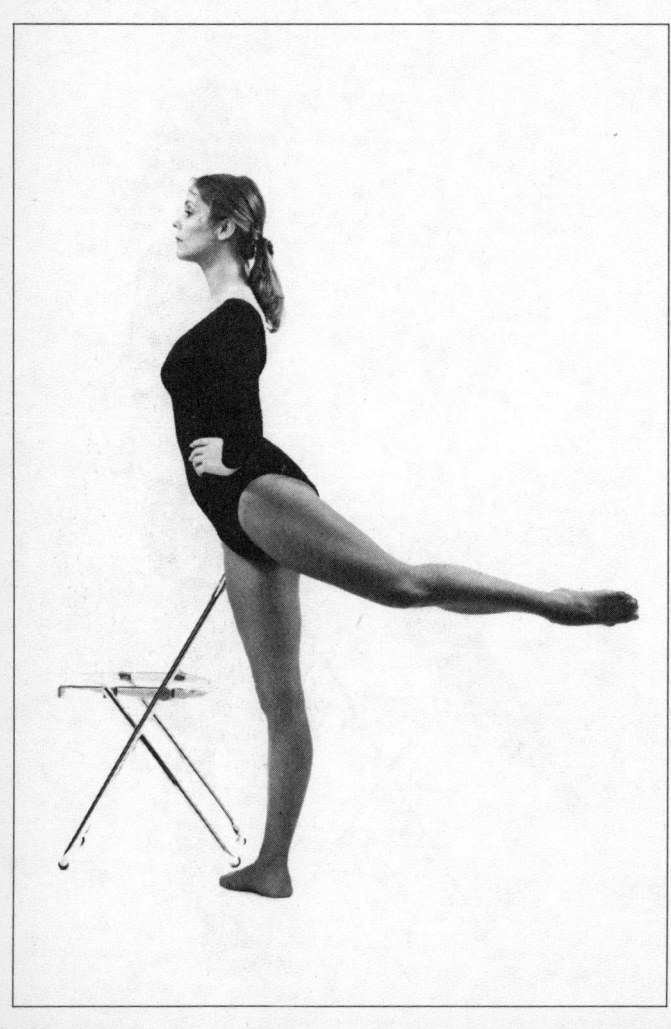

Abbildung 23:
Der Besenstiel wird mit beiden Händen umfaßt und so weit
als möglich vom Körper abgestreckt. Die geschlossenen
Beine werden hinter dem Besenstiel zur Schwebe gebracht und . . .

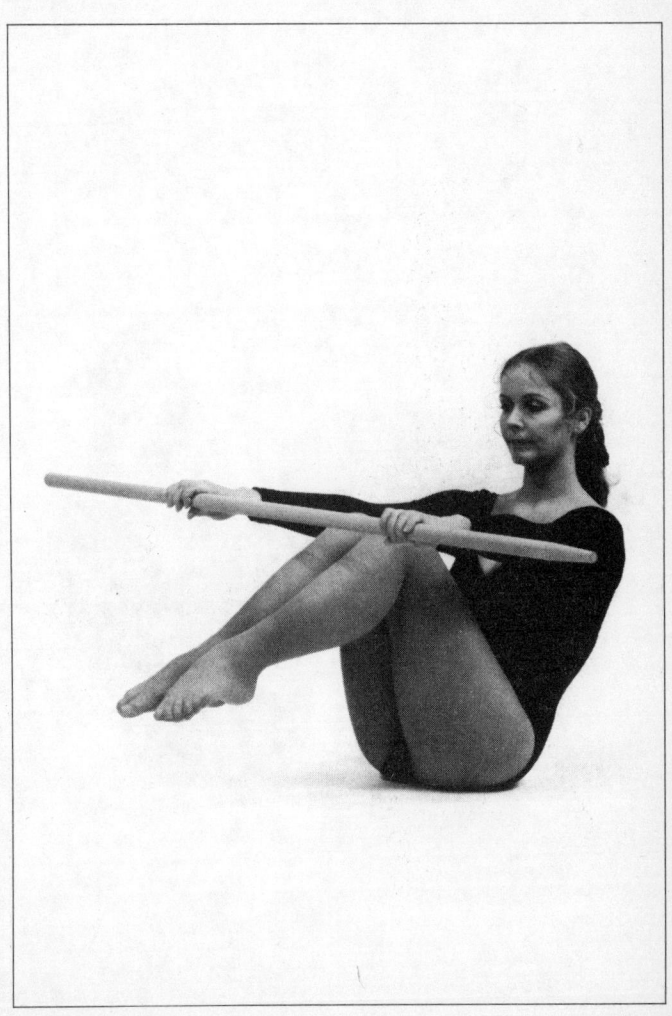

Abbildung 24:
... über dem Besenstiel in der waagerechten Position gehalten. Dann wird der Bewegungsablauf umgekehrt. Im Idealfall berührt der Stiel die Beine nicht.

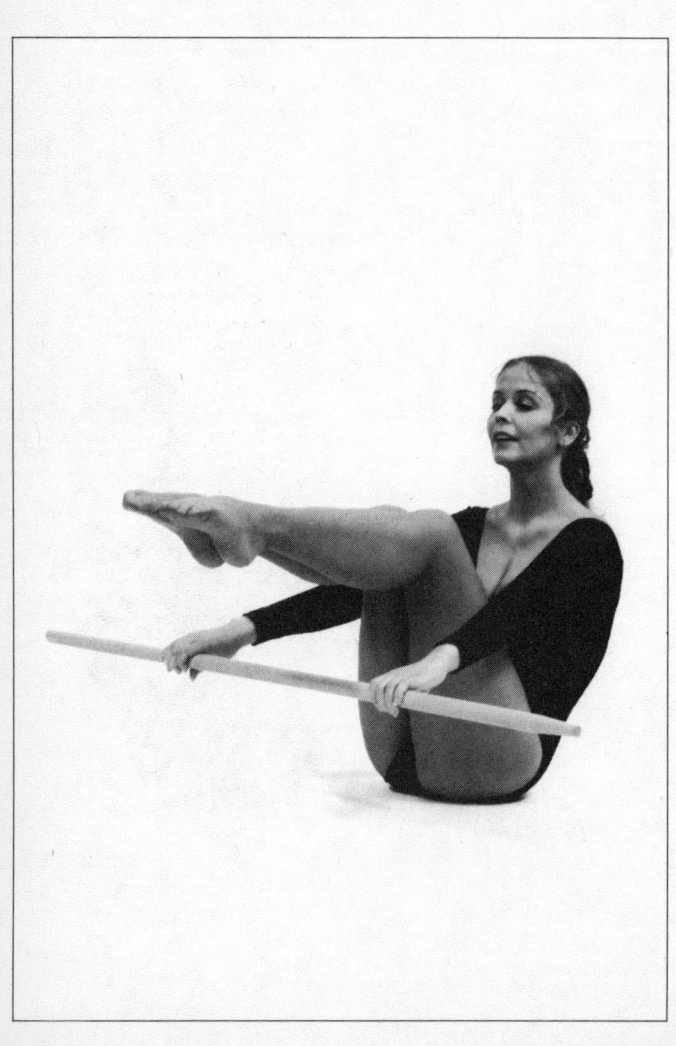

Abbildung 25:
Das Seil wird mit beiden Händen straff gehalten. Dann bringt man das gestreckte Bein zur Hochstrecke. Beide Arme versuchen, das Bein daran zu hindern, den Fußboden zu erreichen.

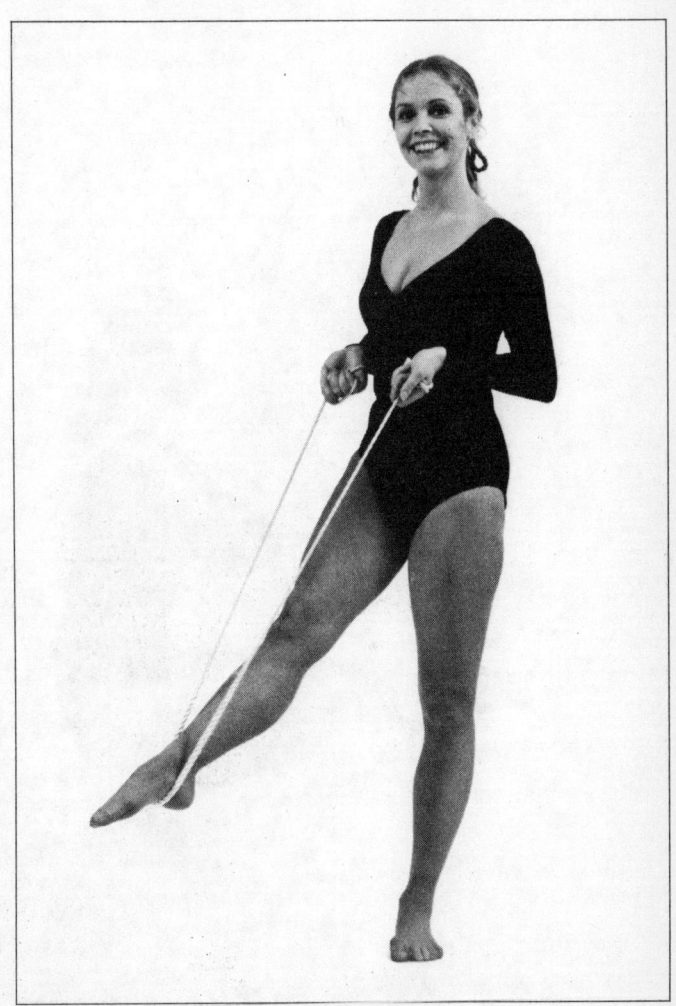

Kosakensitz. Eine schwierige Übung, die nicht auf Anhieb gelingen kann. Immer wieder versuchen. Die Beine dabei abwechseln.

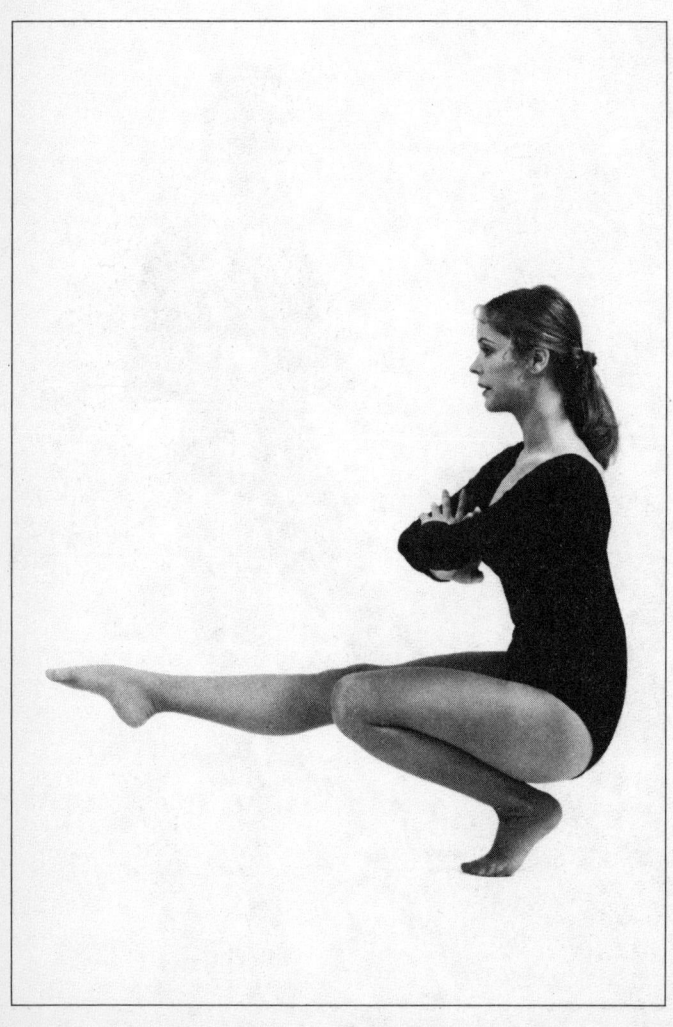

Noch eine Übung mit dem Besenstiel. Diesmal im Stehen und für jeweils ein Bein: Klettern Sie aus dem Stand über den Stiel . . .

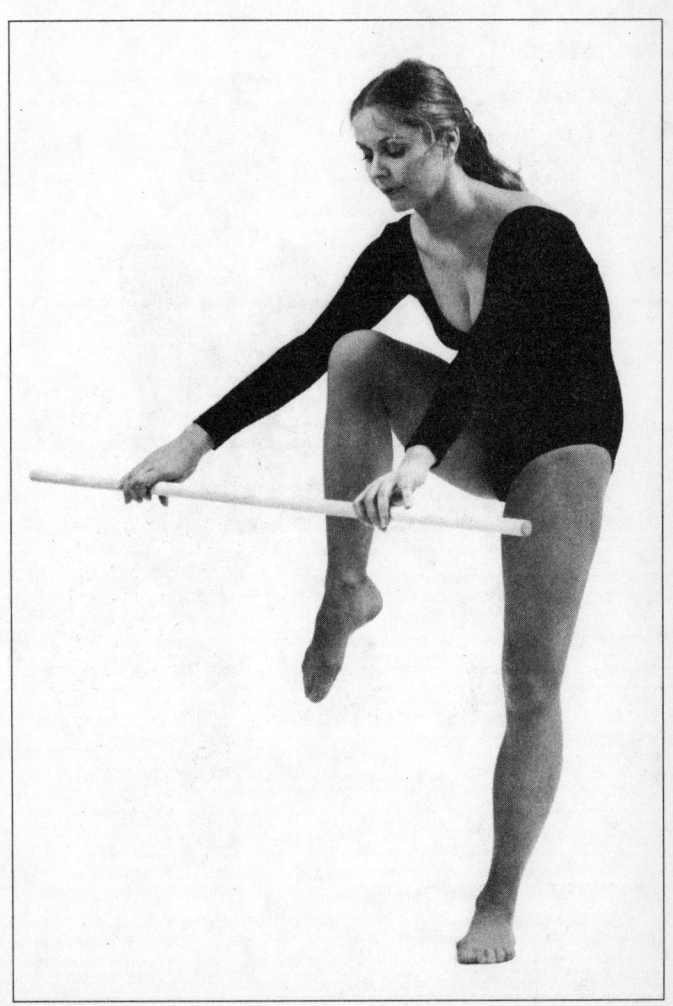

Abbildung 28:
. . . und strecken Sie das Bein, während Ihre Hände den Stiel gut festhalten. Jeweils zehnmal hin und zurück.

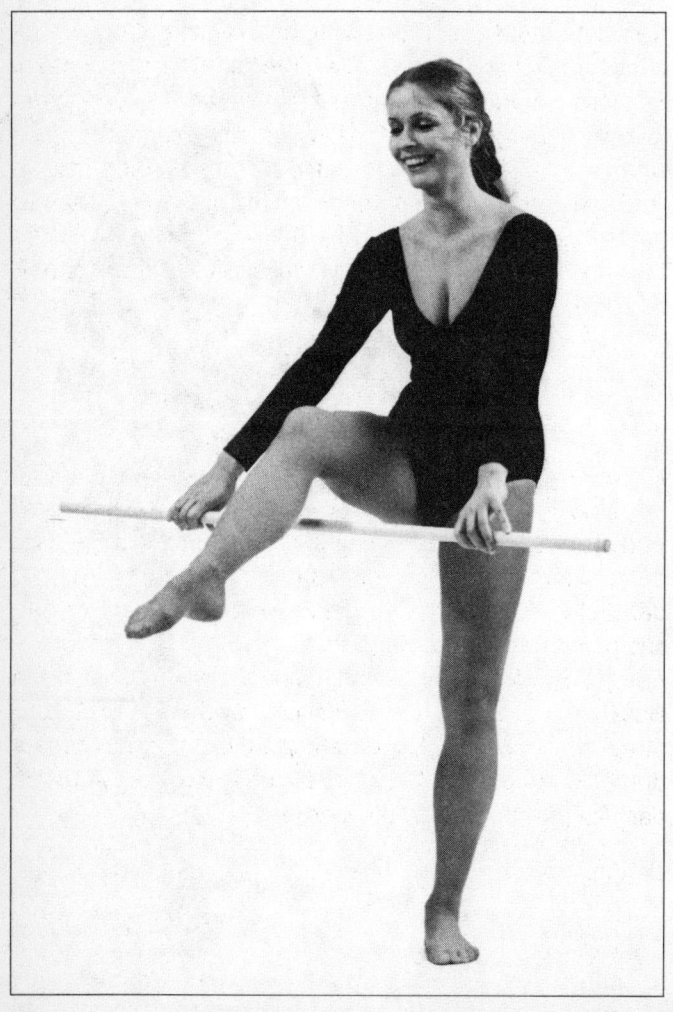

Nun haben Sie eine Pause verdient. Gleichgültig, wieviel der isotonischen Übungen Sie hinter sich gebracht haben. Es müssen mindestens drei gewesen sein. Sie können frei wählen – aber jeden Tag eine andere Kombination. Nur so werden alle Muskeln (und am Oberschenkel gibt es ein Dutzend, nicht nur einen) gleichzeitig trainiert. Darauf kommt es an. Die allseitige Kräftigung der Substanz, ihrer Durchblutung und ihres Stoffwechsels entzieht der Zellulitis die Grundlage.

Wenn die Zellulitis an Po und Hüfte sitzt

Im Prinzip gilt für diese Region nichts anderes: Durch isometrisches und isotonisches Training wird der Zustand der Muskeln unterhalb des Zellulitis-Gebietes gebessert und die Ausdehnung der krankhaften Veränderungen dadurch gemindert. In der Hüft- und Bauchregion kommt es darüber hinaus darauf an, die Beweglichkeit von Wirbelsäule und Becken zu erhöhen.
Für die Gymnastik eignen sich deshalb alle Übungen, die Bauchmuskulatur, Gesäßmuskeln und die »Rückenstrecker« trainieren. Dazu gehören die Übungen, die auf den Abbildungen 12, 18 und 19 zu sehen sind. Sie sollten in das Programm einbezogen werden.

Abbildung 29:
Legen Sie sich flach auf den Boden, die Arme seitwärts ausgestreckt. Jetzt bringen Sie beide Beine gestreckt und geschlossen nach oben. Drei bis zehn Sekunden verharren, dann . . .

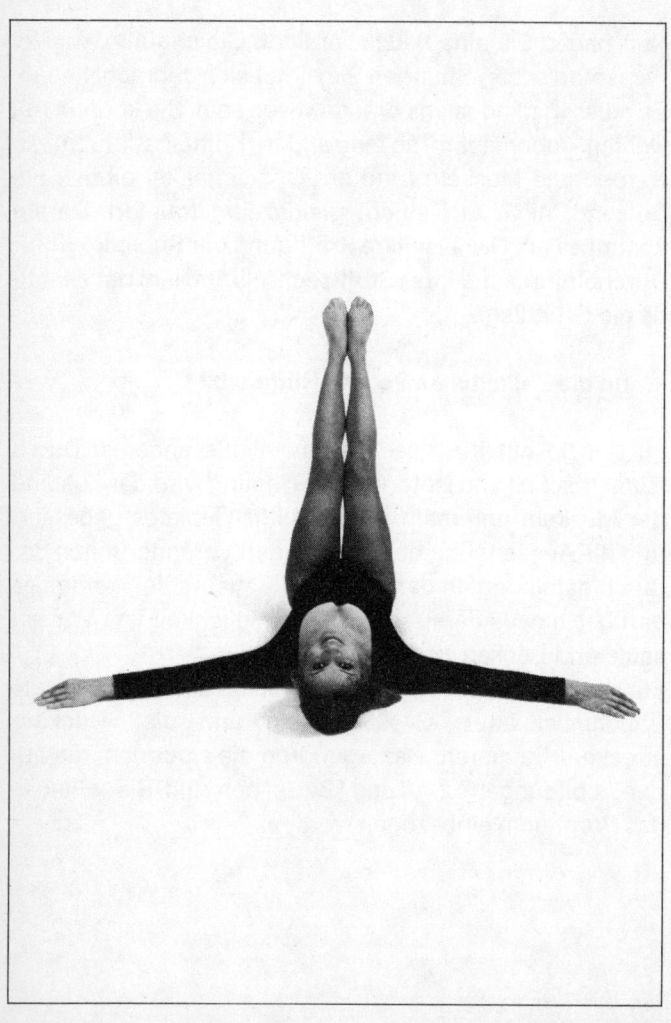

... die Beine gestreckt öffnen. Sie so für drei bis zehn
Sekunden belassen, dann ...

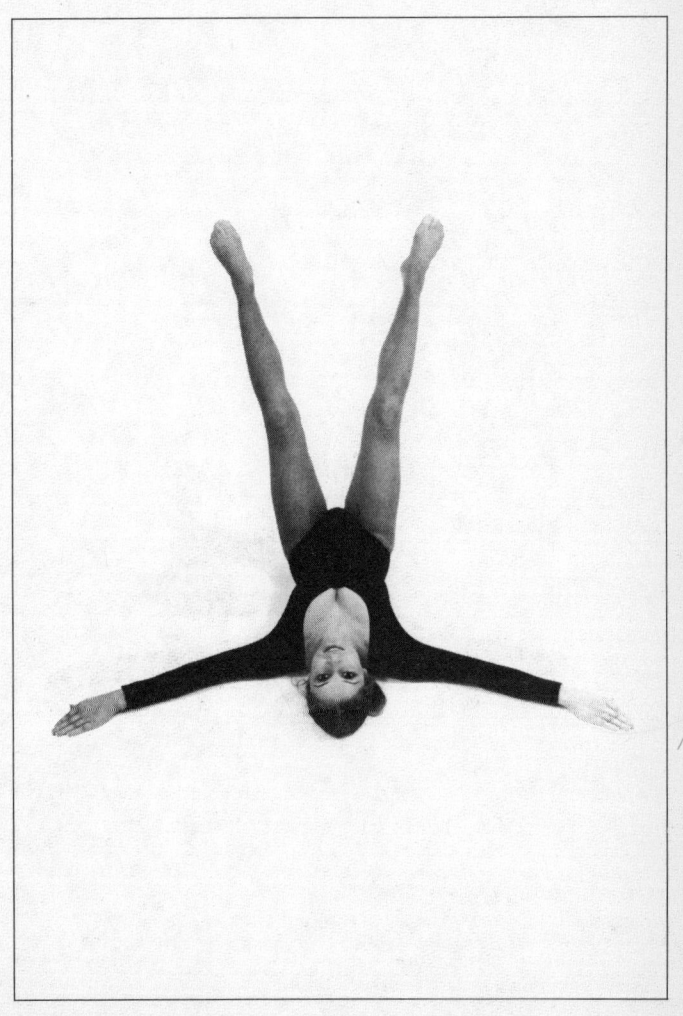

Abbildung 31:
. . . zur Entspannung Becken und Beine in der Hüfte dre-
hen und flach auf den Boden legen. Rechts- und Linkslage
abwechseln.

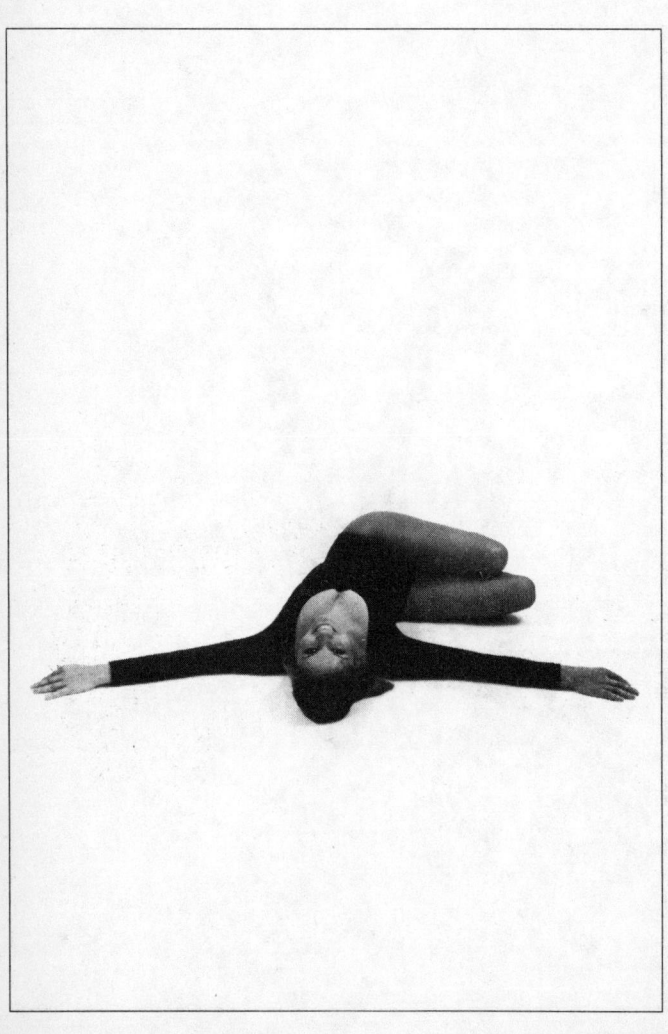

Abbildung 32:
Legen Sie die Beine gestreckt auf einen Stuhl. Beugen Sie die Hüfte und versuchen Sie, Ihre Zehen zu erreichen. Fünf Sekunden verharren.

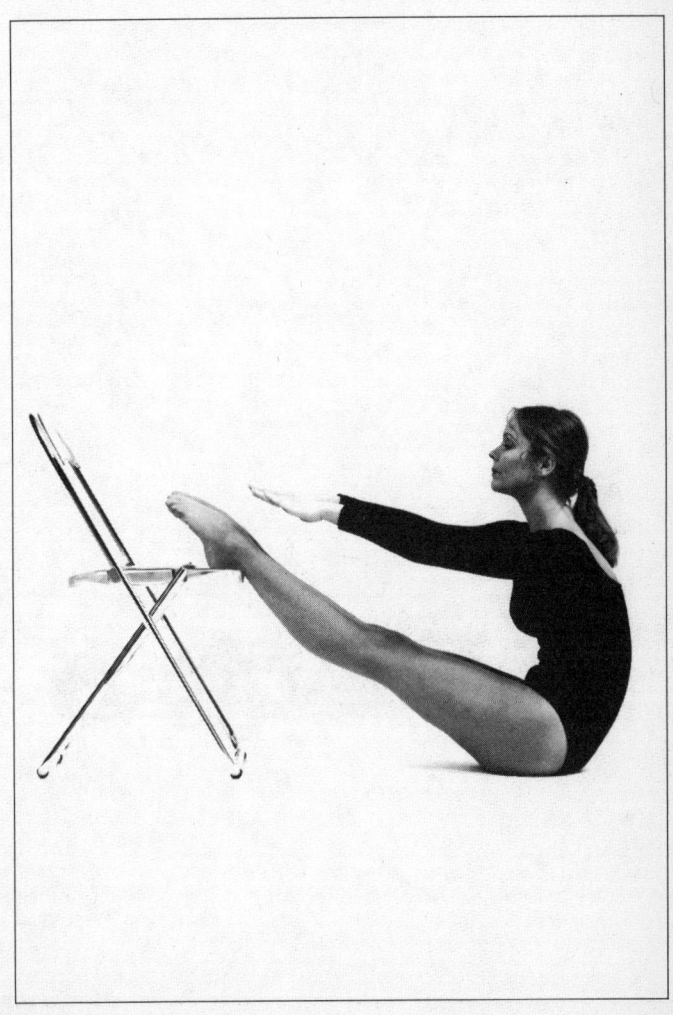

Abbildung 33:
Flach auf dem Boden liegend, läuft das Sprungseil um die Zehen der gestreckten Füße. Ziehen Sie, *ohne* die Lage Ihres Oberkörpers dabei zu verändern.

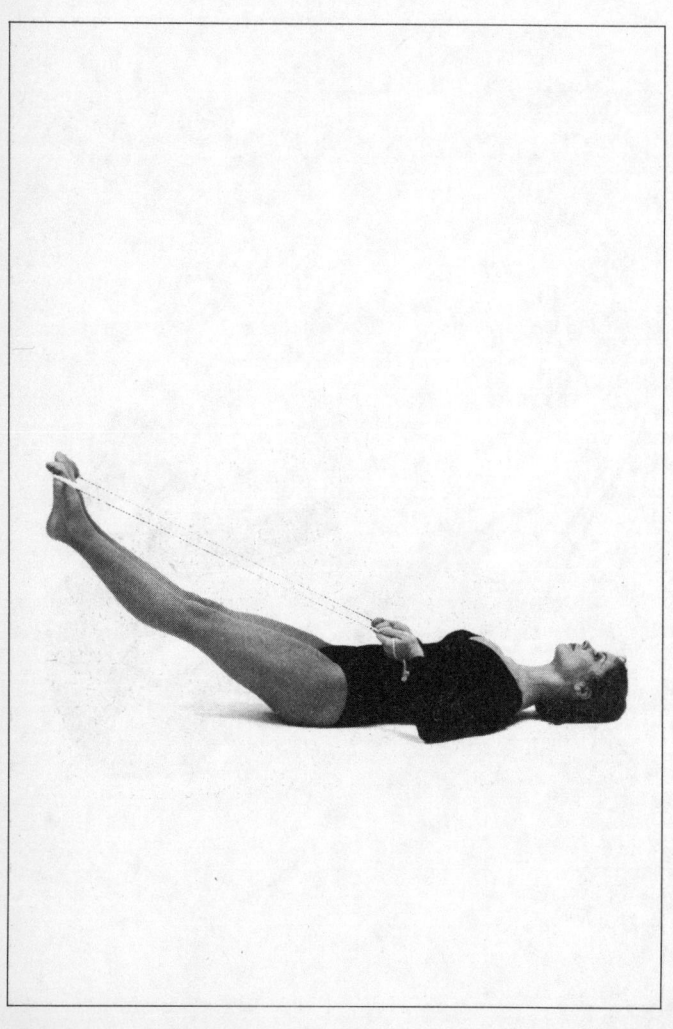

Abbildung 34:
Sie sitzen flach auf dem Boden und versuchen dabei, die Zehen zu erreichen und festzuhalten. Die Beine müssen gestreckt bleiben, während Sie fünf Sekunden an den Füßen ziehen.

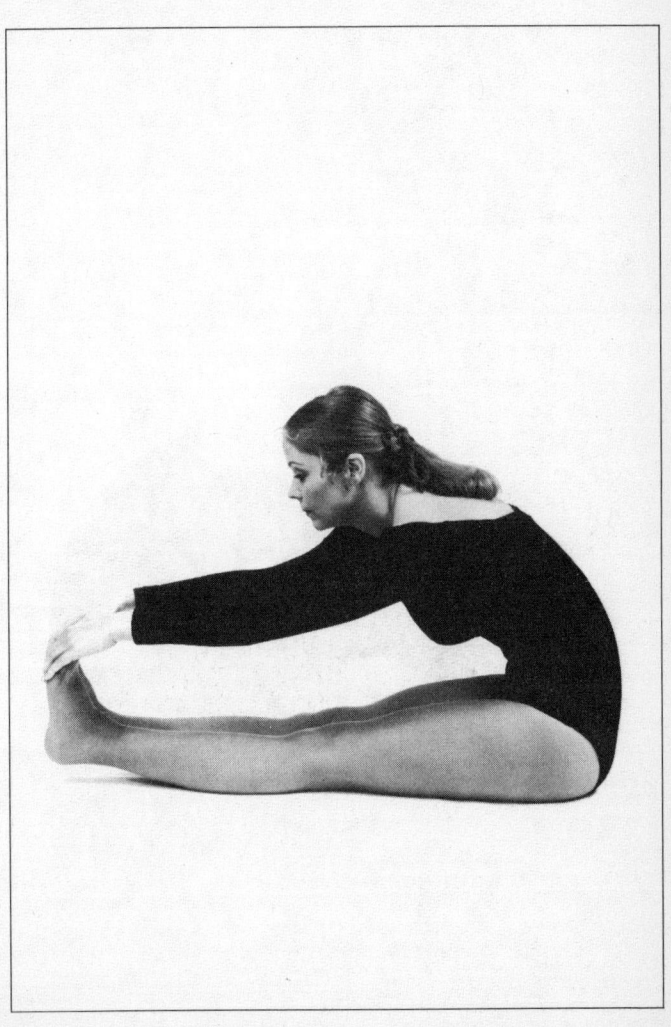

Abbildung 35:
Die geöffneten, flach gestreckten Beine nehmen die Arme auf. Versuchen Sie, in der Hüfte so stark als möglich abzuknicken, indem Sie mit den Händen soweit als möglich nach vorn gehen.

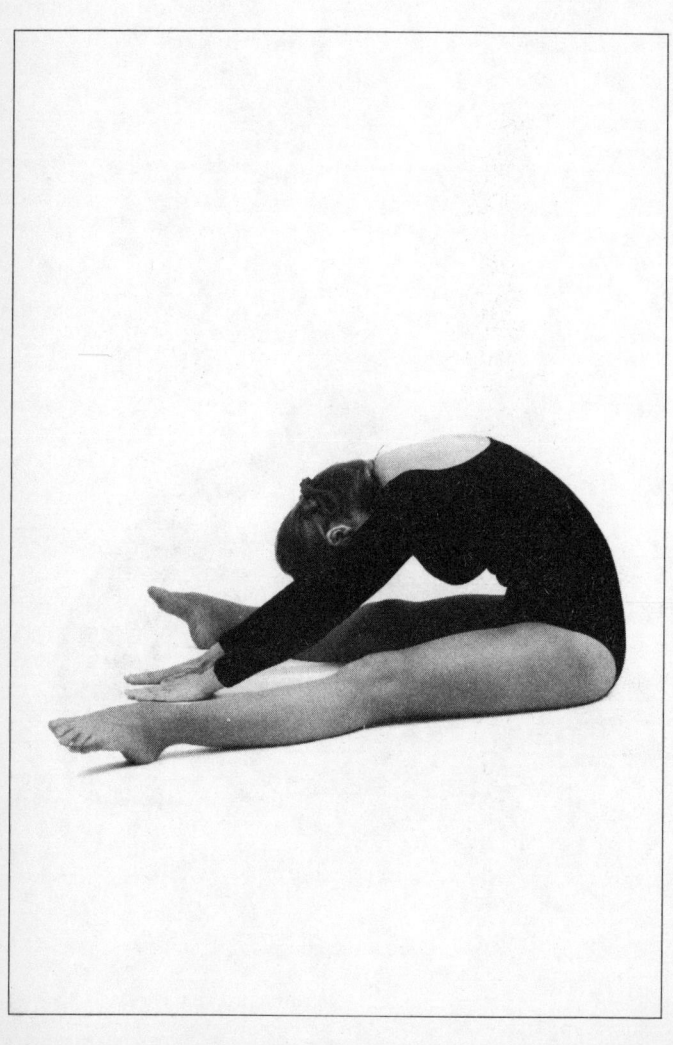

Abbildung 36:
Eine gewöhnliche Rumpfbeuge. Schaffen Sie die noch?
Wenn nicht: Probieren, immer wieder probieren – das hilft
genauso gut.

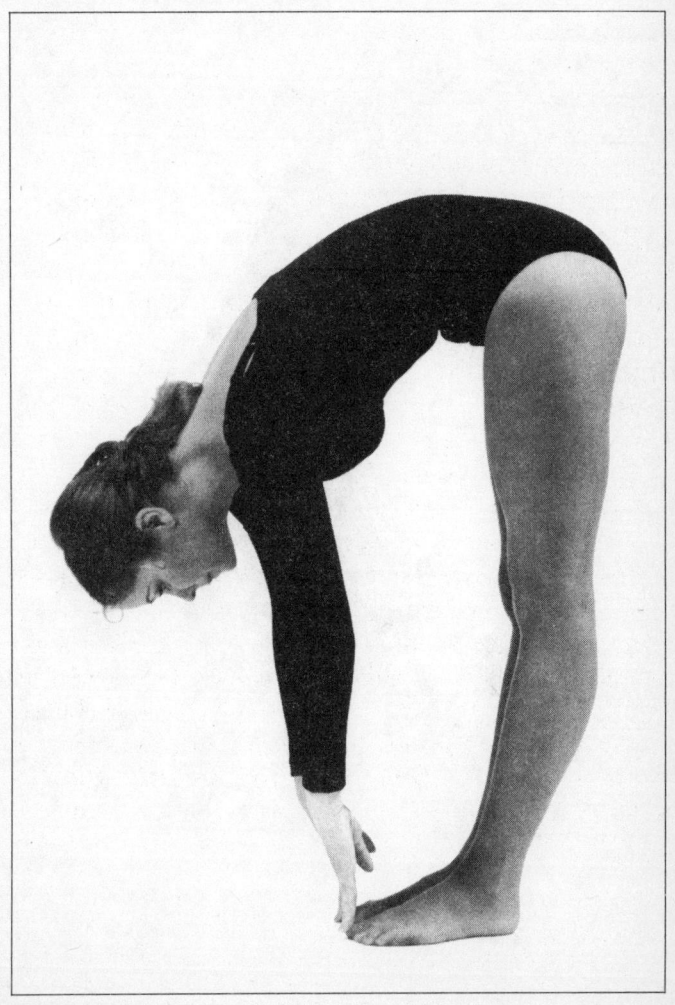

Abbildung 37:
Sie stehen mit leicht gespreizten, gestreckten Beinen.
Erreichen Sie »über Kreuz« Ihre Füße?

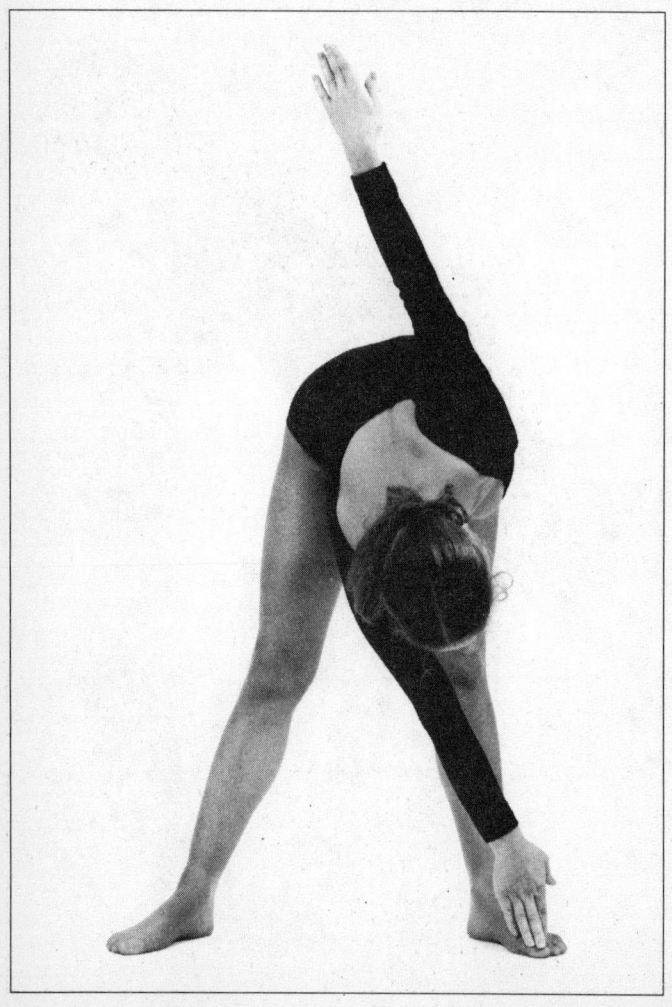

Abbildung 38:
Beine – Körper – Arme – Ball bilden eine leicht gewölbte Linie. Bleiben Sie fest stehen und strecken Sie sich so weit als möglich. Jetzt lassen Sie . . .

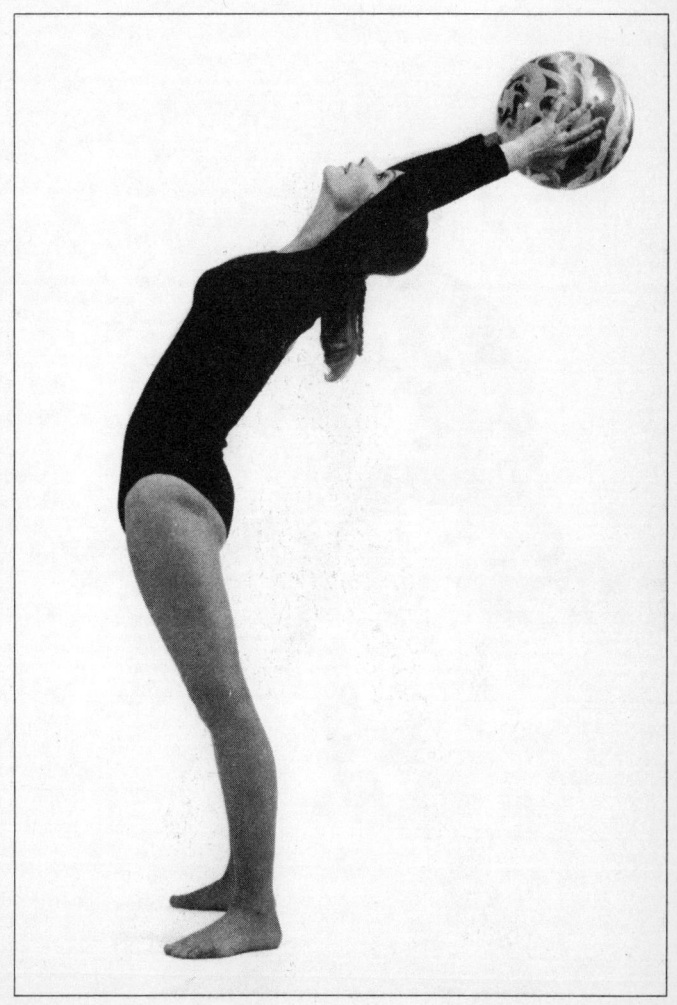

Abbildung 39:
. . . den Oberkörper nach vorn fallen und schwenken den Ball durch die gespreizten Beine so weit als möglich nach hinten.

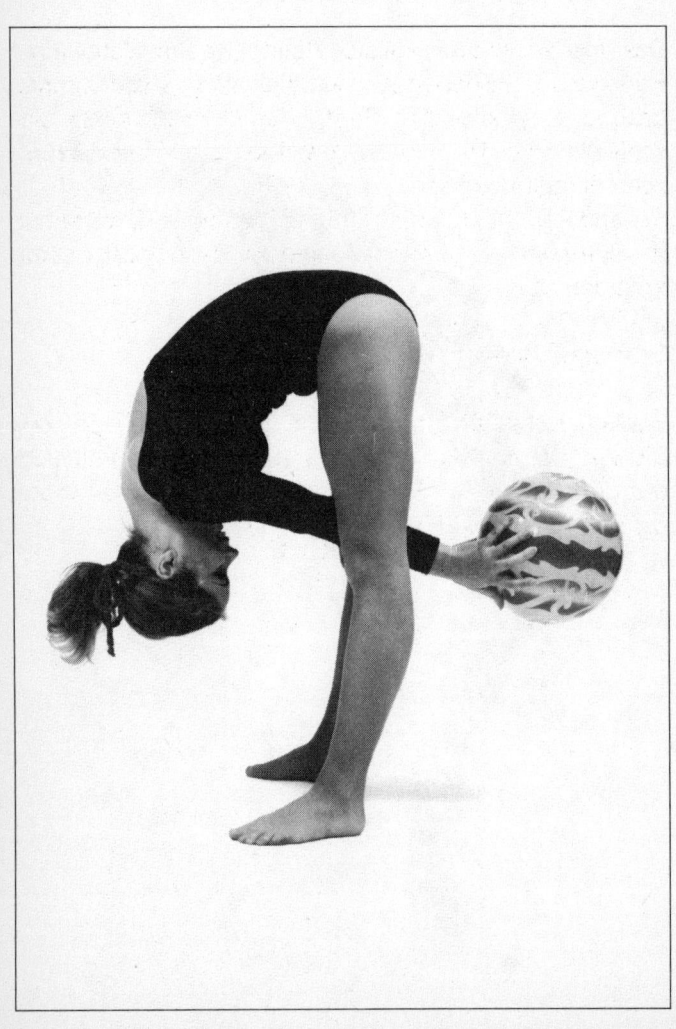

Das sind die wirkungsvollsten Übungen gegen Zellulitis an Hüfte und Po. Suchen Sie sich diejenigen aus, die Ihnen besonders gefallen. Die Gesamtdauer der Übungen, einschließlich der Pausen, soll pro Tag etwa zwölf bis fünfzehn Minuten betragen.

Die anderen fünf Minuten sind den Übungen vorbehalten, die alle Muskeln harmonisieren und Herz und Kreislauf kräftigen.

Harmonieübungen für den ganzen Körper

Die Anti-Zellulitis-Gymnastik hilft dem ganzen Körper. Alle Muskeln werden besser durchblutet. Das wirkt sich nicht nur günstig auf den Stoffwechsel aus, sondern auch auf die Haltung. Sie wirken jugendlich und elastisch.

Abbildung 40:
Stellen Sie sich auf die Zehenspitzen und strecken Sie die Arme ganz lang. Dann schütteln Sie Arme und Beine locker aus.

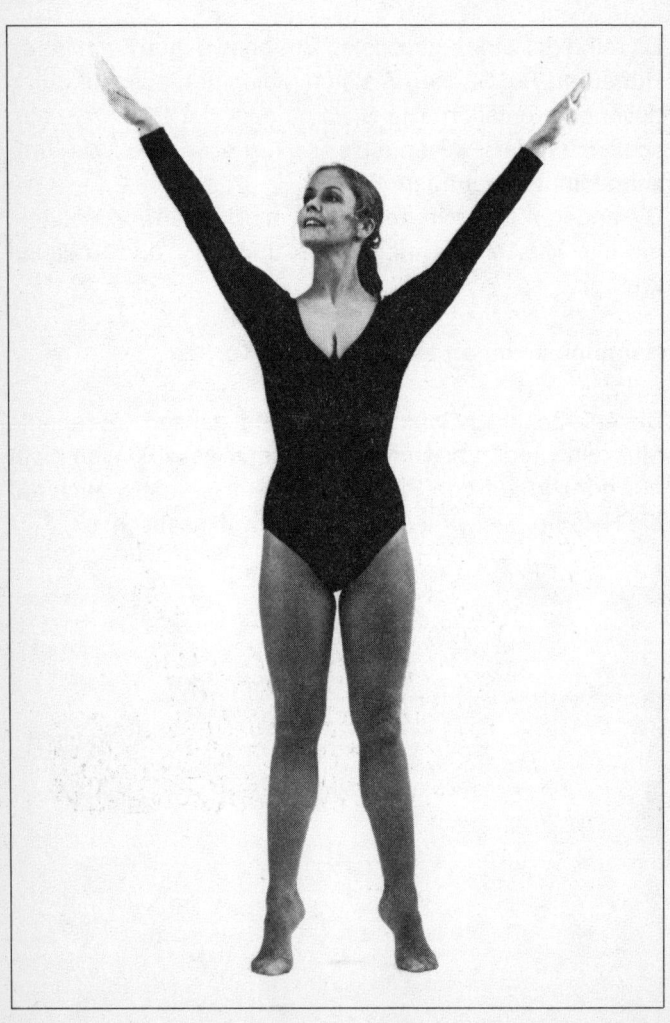

Abbildung 41:
Legen Sie sich mit dem Rücken auf den Boden und bewegen Arme und Beine so, als wollten Sie an der Decke entlanglaufen (oder wären ein Käfer, der auf den Rücken gefallen ist).

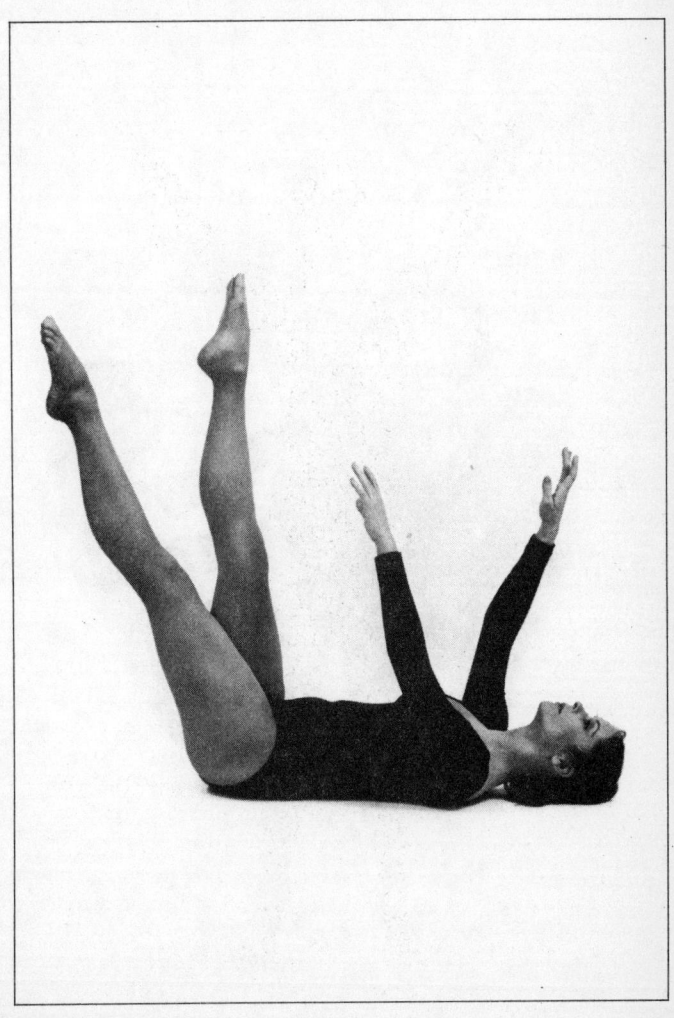

Abbildung 42:
Setzen Sie sich auf den Boden und versuchen Sie, Arme und Beine in die Luft zu strecken. Halten Sie einige Sekunden das Gleichgewicht!

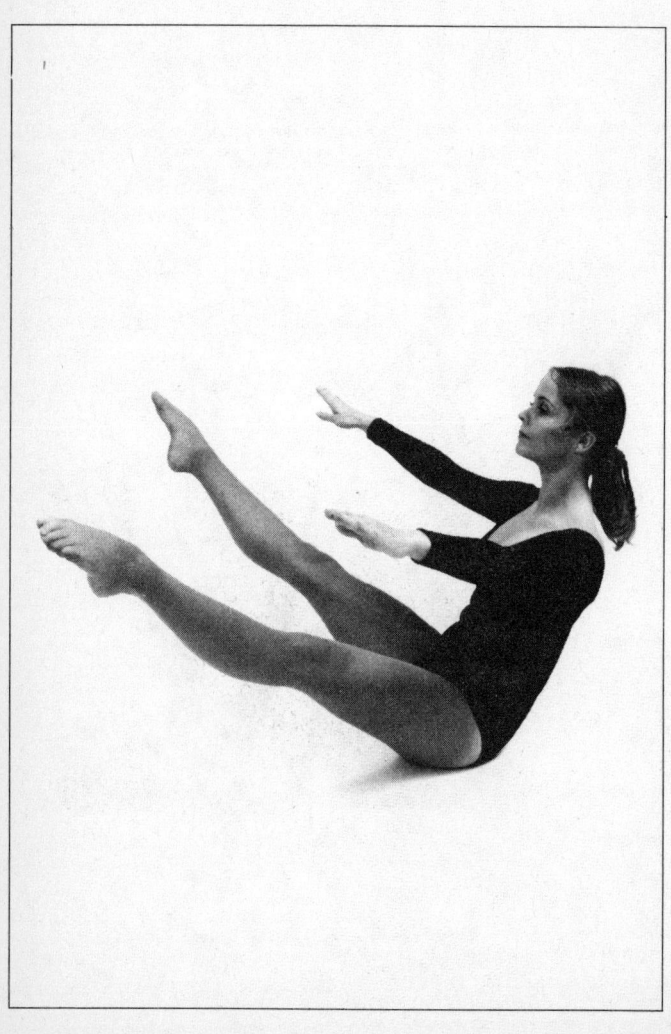

Abbildung 43:
Legen Sie sich flach auf den Bauch. Jetzt strecken sie »alle Viere« von sich. Je länger Sie das schaffen, desto besser für Ihre Muskeln.

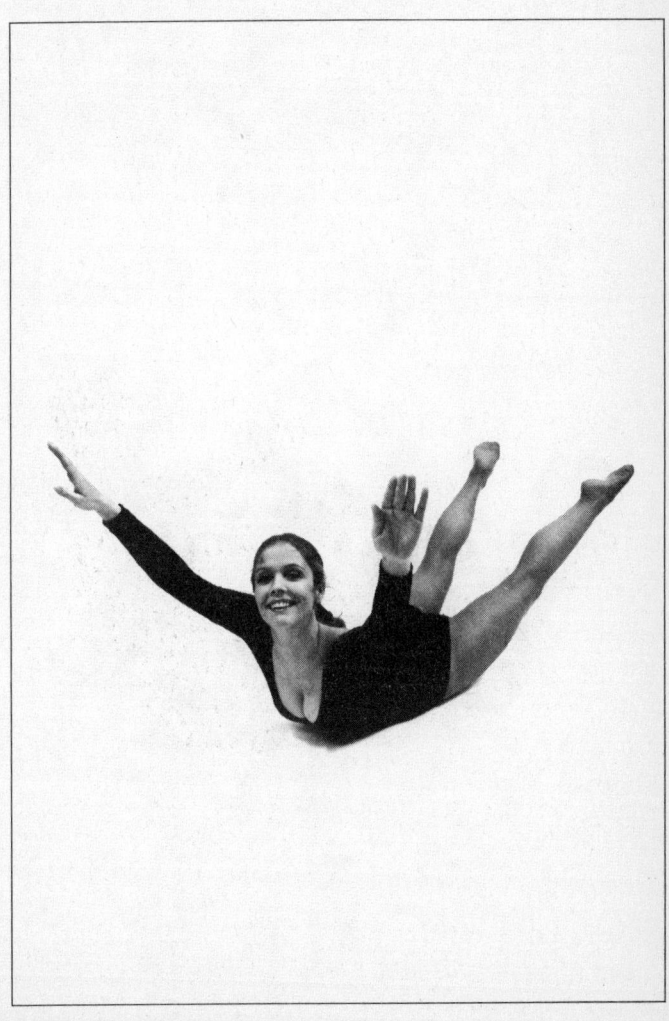

Abbildung 44:
Versuchen Sie, auf dem Bauch liegend, hinter Ihrem Rükken mit den Händen die angezogenen Beine zu erreichen.
Das ist schwierig. Geben Sie nicht gleich auf!

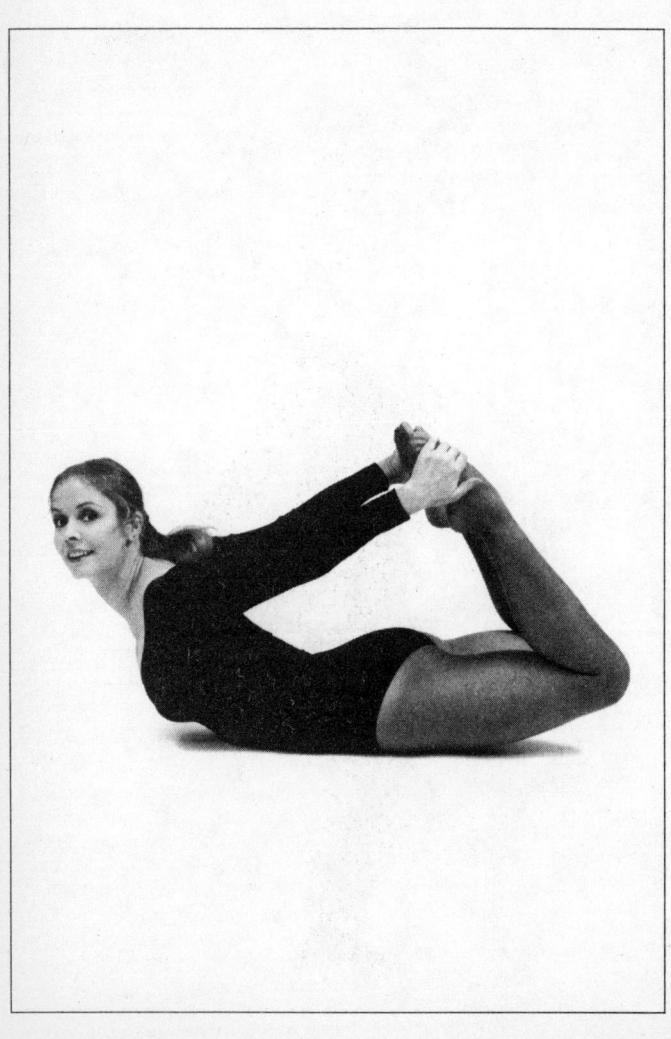

Abbildung 45:
Legen Sie einen Ball auf die Stirn und versuchen Sie, ihn dort möglichst lange zu balancieren.

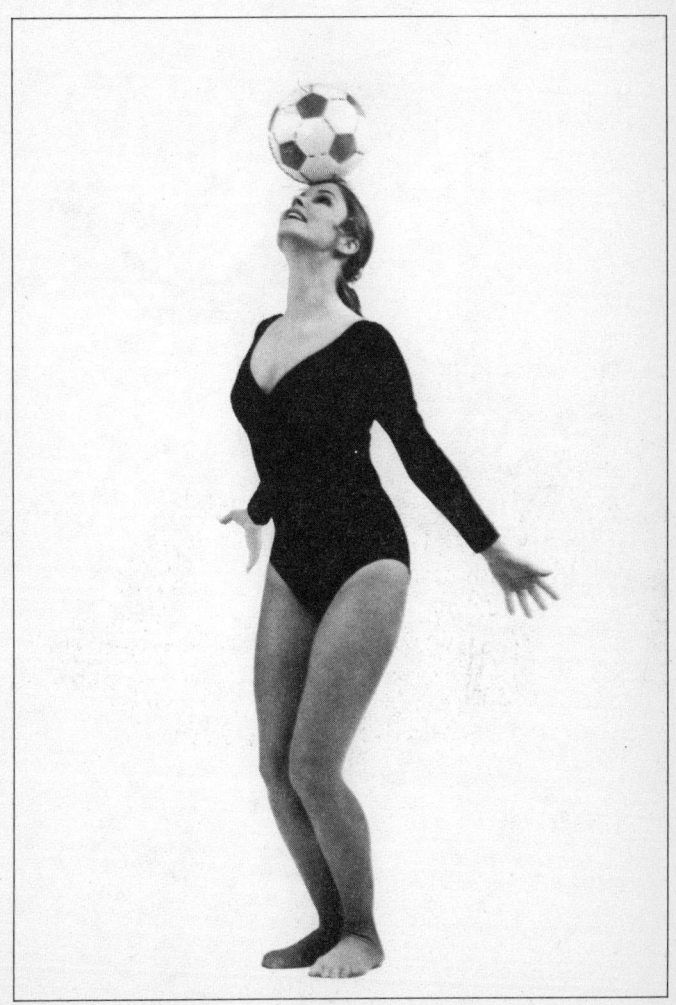

Abbildung 46:
Schwenken Sie einen Ball unter dem erhobenen Bein hindurch und fangen Sie ihn mit der Hand auf. Wechseln Sie das Standbein.

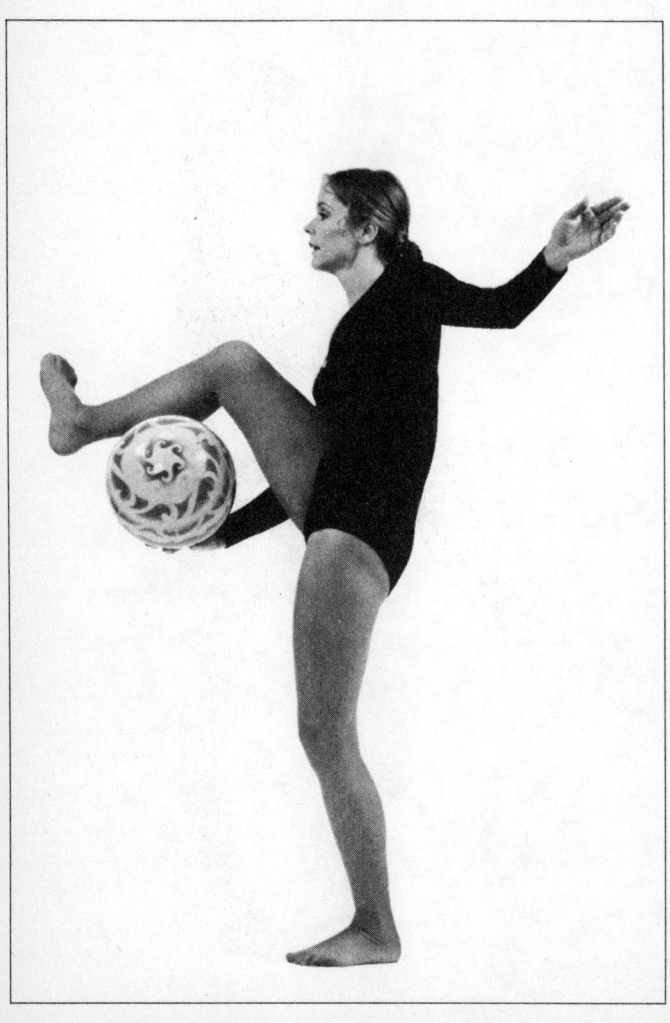

Stehen Sie auf einem Bein und balancieren auf dem anderen Bein einen Ball. Zählen Sie dabei bis zehn.

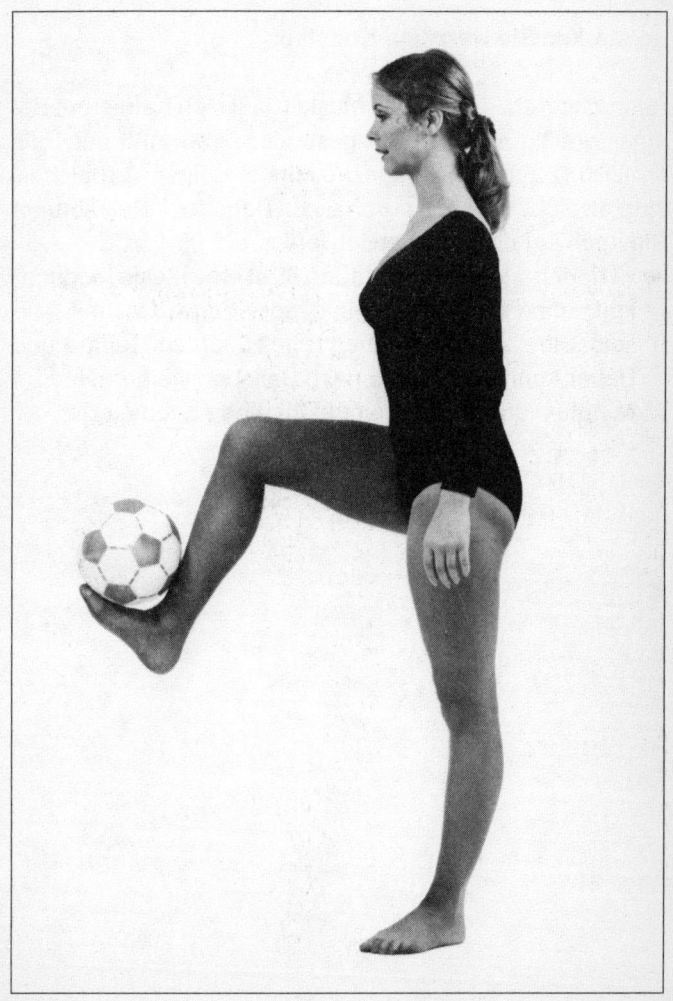

So stärken Sie Herz und Kreislauf

Auch das Herz, ein hohler Muskel, läßt sich trainieren. Bei einer dreißigjährigen, herzgesunden Frau muß der Puls dabei kurz auf 150 Schläge pro Minute steigen. Am leichtesten erreicht man das durch einen Dauerlauf. Den können Sie auch auf der Stelle absolvieren:

● »Trippeltraining« (Abbildung 6) ist eine ideale Möglichkeit, ohne großen Aufwand oder Zeitverlust mit sich selbst im Zimmer um die Wette zu laufen. Tempo und Dauer können Sie ganz nach Belieben steigern. In fünf Minuten laufen Sie so ungefähr einen Kilometer!

Seilspringen. Wer den Bogen heraus hat, merkt nicht, daß dabei nicht nur die Beinmuskeln, sondern auch Herz und Kreislauf trainiert werden. Dauer: dreißig Sekunden bis zwei Minuten.

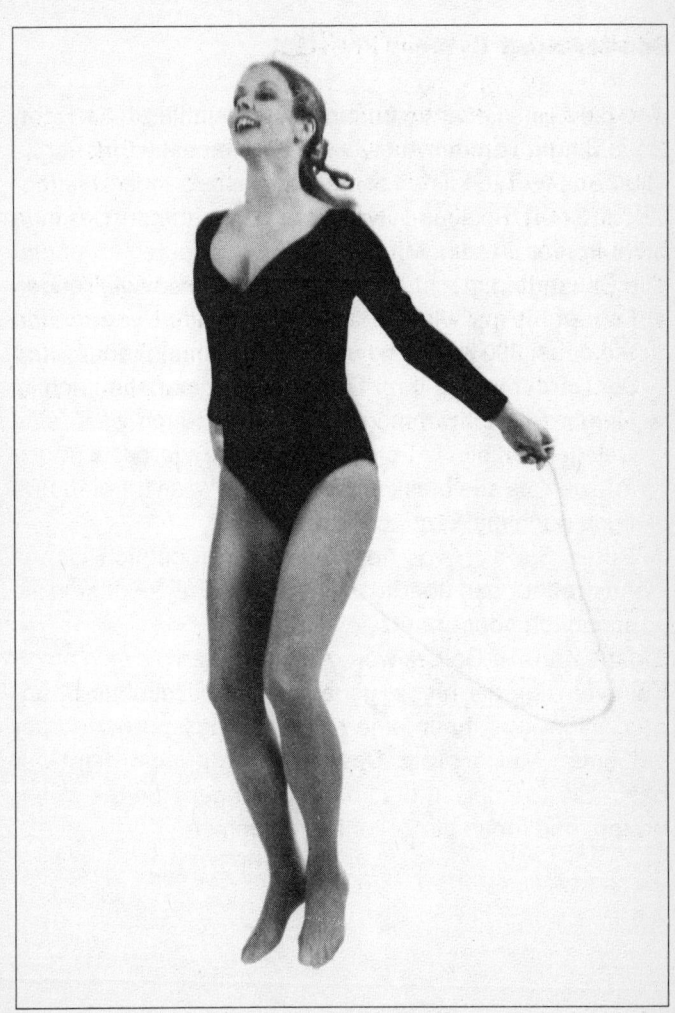

Sport ist Spaß

Und die beste Garantie für eine gute, zellulitis-freie Figur. Unabhängig von der Anti-Zellulitis-Gymnastik, die nur 20 Minuten pro Tag kostet, sollte man deshalb jede Gelegenheit zu Sport, Spiel und Gymnastik wahrnehmen. Das muß nicht im Verein sein. Mit der Familie oder guten Freunden und Bekannten macht es mindestens ebensoviel Freude:

● Fahren Sie mal wieder Rad. In einer Stunde verbrennen Sie dabei 300 Kalorien (wenn Sie bummeln) und helfen der Durchblutung Ihrer Oberschenkel mächtig nach.

● Gehen Sie schwimmen, wann immer sich dazu eine Gelegenheit bietet. Schwimmen ist die allerbeste Sportart, weil sie alle Muskeln in gleicher Weise trainiert und auch noch die Haut geschmeidig hält.

● Hüten Sie sich vor Apparaten, die angeblich eigene Anstrengungen überflüssig machen. Entweder sind sie schädlich oder unnütz.

Eigene Kraft ist Goldes wert. Aber fürchten Sie sich nicht: Keine einzige der hier angegebenen Anti-Zellulitis-Übungen macht aus Ihnen eine Hochleistungssportlerin oder gar einen Muskelprotz. Das ganze Programm dient nur dazu, Sie (wieder) in die Form zu bringen, die Sie früher hatten, und Ihnen die Zellulitis zu nehmen.

6. Kapitel
So hilft Massage gegen Zellulitis

Massage ist Jahrtausende alt, und ihre überlieferten Regeln beruhen auf gründlicher Erfahrung. Massage lockert die Muskeln, verbessert die Durchblutung, erleichtert den Transport von Nährstoffen und die Beseitigung der Abbauprodukte. Massage bindet aber auch die verschiedenen Anteile – Haut, Unterhaut, Muskulatur – enger aneinander und wirkt über die örtlichen Nervenbahnen auf fern gelegene Organbezirke ein.

Dabei heißt »Massage« weiter nichts als »Kneterei«. Die alten Griechen, denen wir das Wort verdanken, haben allerdings für die Knetkunst weitere Methoden erfunden:

- Streichen
- Reiben
- Walken
- Klopfen
- Hacken
- Klatschen
- Schütteln

Jede einzelne Methode hat Vorzüge und Nachteile. Deshalb dürfen die Methoden nicht wahllos gegen die Zellulitis eingesetzt werden. Besonders gute Erfolge zeigen sich bei Streich-, Walk- und Hackmassage.

Diese Methoden sind leicht zu erlernen. An den Oberschenkeln, Hüften und Sitzregionen kann man daher die zellulitischen Veränderungen gut selbst behandeln. Es bestehen allerdings auch keine Bedenken dagegen, Zellulitis von ausgebildeten Masseuren oder Masseusen therapieren zu lassen, sofern die Professionellen von Experimenten absehen.

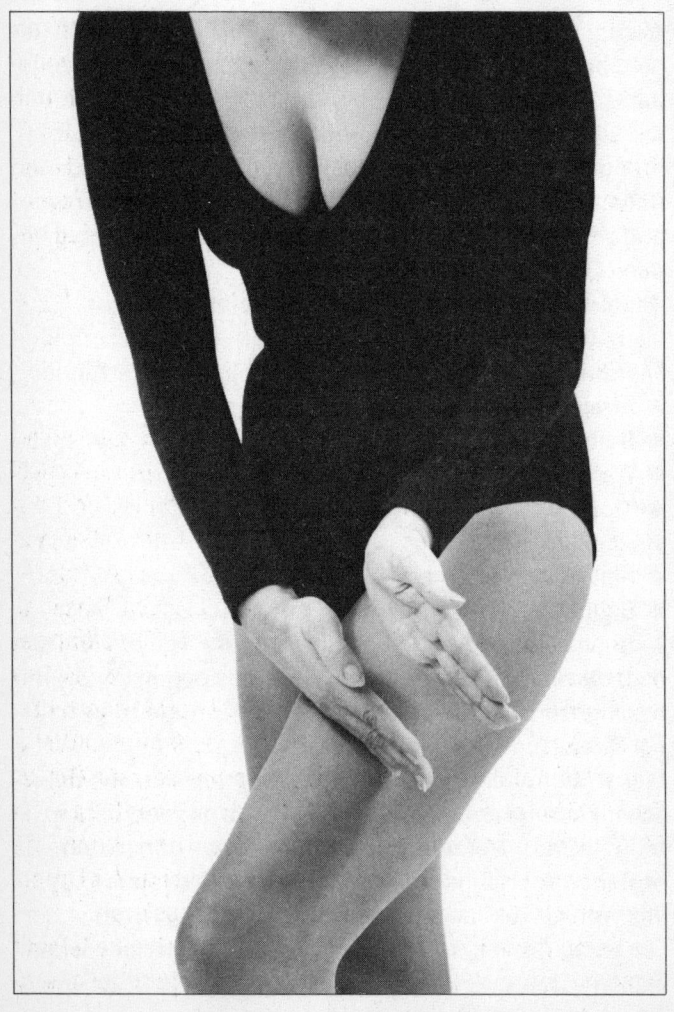

Allzu starke Massage kann nämlich eher schaden als nutzen und ist darüber hinaus auch schmerzhaft: Im zellulitisch veränderten Gewebe sind ja nicht nur die Blut- und Lymphbahnen gestaut, es besteht auch eine erhöhte Empfindlichkeit der oberflächlichen, schmerzleitenden Hautnerven. Bei jeder Art von Massage ist deshalb die Auslösung von Schmerzempfindungen ein Warnsignal, daß unbedingt beachtet werden muß:

● Massage darf nicht weh tun. Dann hilft sie nicht!

Wie soll man vorgehen?

Begonnen wird mit einer leichten Streichmassage, wobei ein hautpflegendes Öl (siehe nächstes Kapitel) einmassiert wird. Ist die Haut angenehm warm durchblutet und geschmeidig, so kann als zweite Phase die Hack-Massage (Abbildung 49) angewandt werden. Trotz des eher furchterregenden Namens handelt es sich bei der Hack-Massage nur um eine leichte schmerzfreie Methode. Sie dient der Mobilisierung tiefer gelegener Zellen – des Zellulitis-Gewebes an der Grenzfläche zwischen Haut – und Unterhaut! Die Lockerung wird fortgesetzt durch eine leichte Walkmassage (Abbildung 50 und 51). Dabei werden alle Gewebe des Oberschenkels sanft hin und her bewegt. Es wäre ein Fehler (und überdies schmerzhaft), wenn durch das Walken die Zellulitis-Bezirke gegen ihre muskuläre Unterlage verschoben würden. Das darf nicht passieren.
Die Selbstmassage wird abgeschlossen durch eine leichte Streichmassage, wobei nochmals Hautpflegemittel eingearbeitet werden können.

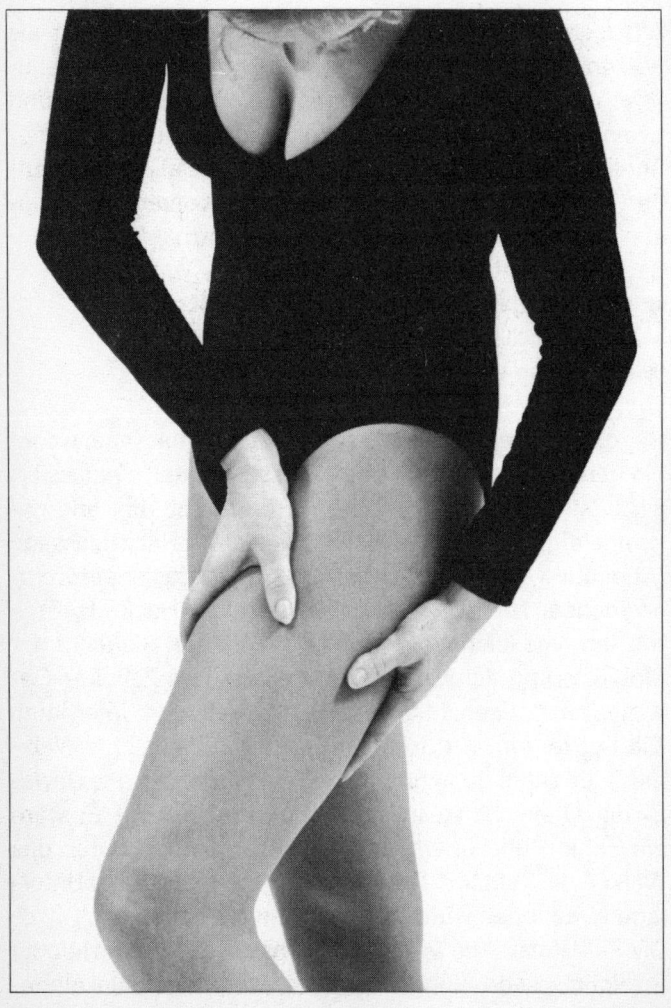

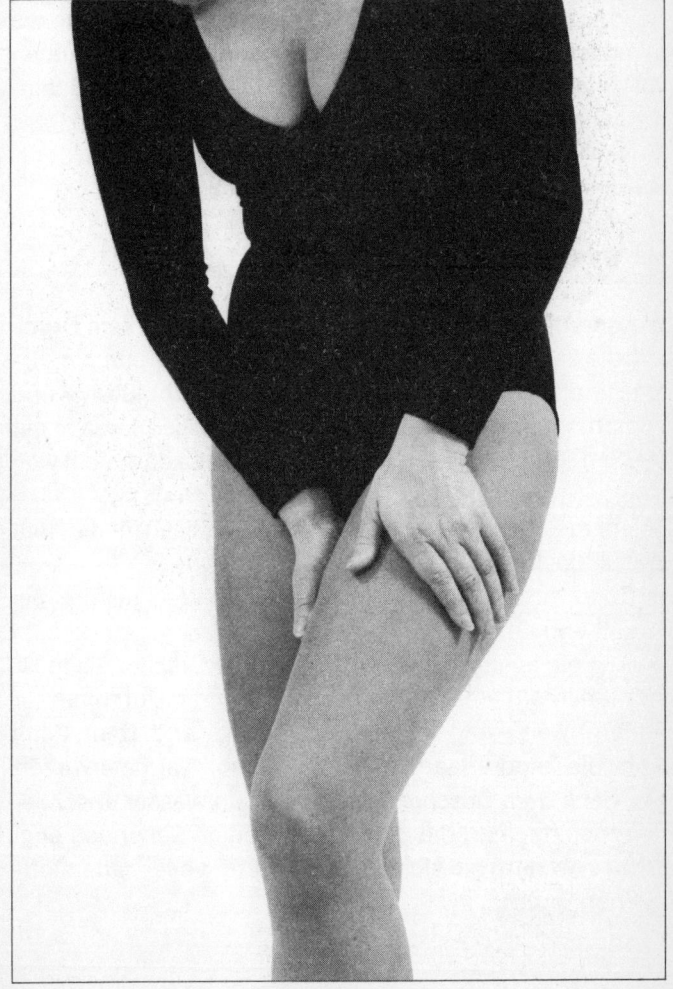

Besonders günstig ist es, die Massage im Anschluß an die gymnastischen Übungen und an sportliche Aktivitäten vorzunehmen. Dann erleichtert die mechanische Beeinflussung den Blut- und Lymphumlauf und schützt vor Muskelkater und Ermüdung: Die bei der Gymnastik entstandene Milchsäure wird rascher abtransportiert.

Mit Wasser ist es leicht vollbracht

Wasserstrahlen, die mit mehr oder minder starkem Druck auf die zellulitische Haut treffen, wirken sehr günstig. Sie aktivieren, genau wie die Massage, Durchblutung und Lymphsystem. Besonders für die Unterwassermassage mit starken Strahlen gilt: Das Zellulitis-Gewebe darf nicht weh tun.

In jedem Badezimmer läßt sich darüber hinaus für die Haut Gutes tun. Die Brause macht es möglich:

● Duschen Sie das Zellulitis-Gebiet im Wechsel dreimal kalt und dreimal warm ab.

Das ist ein ausgezeichneter Reiz für die Gefäße. Sie müssen innerhalb einer Minute sechsmal ihren Durchmesser ändern: weit – eng – weit – eng – weit – eng. Denn Kälte zieht die feinen Haargefäße zusammen, Wärme erweitert sie. Nach dem Duschen, das mit kaltem Wasser abschließen muß, bleiben die Gefäße nur wenige Sekunden eng. Dann erweitern sie sich und bleiben so: voller sauerstoffreichen Blutes.

Wie steht es mit Elektro- und Bürstenmassage?

In den letzten Jahren sind sehr zuverlässige Apparate konstruiert worden, die mit Hilfe kleiner Elektromotoren Vibrationen erzeugen. Die Zahl der Schwingungen liegt dabei meist recht hoch. Deshalb wird die Elektro- oder Vibrationsmassage nicht von allen Frauen als angenehm empfunden. Es kommt auf einen Versuch an! Wenn Sie die mechanischen Massagehilfen als wohltuend empfinden, bestehen keine medizinischen Bedenken, sie im Kampf gegen die Zellulitis einzusetzen:

● Elektromassage kann die Handmassage nicht ersetzen, sondern nur ergänzen.

Das gleiche gilt für die Bürstenmassage. Dafür gibt es Spezialhandschuhe. Sie sollten nicht zu rauh sein, weil sonst die Haut gereizt werden kann. Besondere Erfahrungen vermitteln die Kosmetik-Institute. Doch auch hier gilt: Allzuviel ist ungesund. Jede Form der Massage sollte in Maßen, dafür aber regelmäßig angewandt werden.

7. Kapitel
Mit Medikamenten Zellulitis heilen?

Wir sind es gewohnt, daß es gegen nahezu jede Krankheit eine wirksame Arznei gibt. Aspirin oder Penicillin, Hormone, Cortison oder »Glückspillen«. Die moderne Pharmazie hat sich der Kranken angenommen. Wie steht es bei Zellulitis? Gibt es ein wirksames Medikament?
Die klare Antwort heißt: Nein. Alle Versuche, die häßlichen Hautveränderungen allein durch Salbe, Pillen, Zäpfchen oder Spritzen zu heilen, sind gescheitert. Bisher ist – trotz vieler gegenteiliger Reklame – keine Substanz gefunden worden, die Zellulitis beseitigt. Denkbar wäre, den hohen Östrogen-Hormonspiegel der Frau durch andere, nämlich männliche Hormone zu senken. Aber der Preis dafür wäre mehr als unangenehm: Die Patientin würde »vermännlichen«, eine tiefe Stimme bekommen, Bartwuchs würde sich einstellen und die Haare ausfallen.

Wann sind Wassertabletten und Appetitzügler von Vorteil?

Auch die verlockende Idee, aus den zellulitischen Riesenzellen das krankhaft gebundene Wasser einfach »auszuschwemmen«, läßt sich leider nicht erfolgreich praktizieren. Zwar gibt es zahlreiche, hochwirksame »Wassertabletten« (»Diuretika«). Diese Medikamente sind in der Lage, den Zellen innerhalb weniger Stunden mehrere Liter Flüssigkeit zu entziehen. Leider hilft dies überhaupt nichts, denn die Zellulitis-Riesenzellen lagern das Wasser bei nächster Gelegenheit sofort und vollständig wieder ein. Und wassertreibende Tabletten, die es ohnehin nur auf ärztliches Rezept gibt, darf man wegen ihrer Nebenwirkungen (z. B. Herzrhythmusstörungen durch Kaliumverlust des Körpers) nur kurze Zeit nehmen.

Und wie steht es mit den Appetitzüglern? Auch nicht viel besser. Einige von ihnen sind wegen erheblicher Nebenwirkungen aus dem Handel gezogen, andere zügeln nicht den Appetit, sondern nur die gute Laune. Die Fettmoleküle in den Zellulitis-Zellen muß man auf andere, bessere Weise mobilisieren: Die vorhergehenden Kapitel beschreiben das mehrstufige Programm.

Hat die Anti-Baby-Pille etwas mit Zellulitis zu tun?

Die »Pille« enthält als Wirkstoffe weibliche Hormone – vor allem Östrogen. Und diese Substanz ist für die Zellulitis (mit)verantwortlich. Da es aber mittlerweile 30 verschieden zusammengesetzte Anti-Baby-Pillen gibt, ist für Zellulitis-Patientinnen Schwangerschaftsverhütung durch Pillen dennoch möglich: Der Frauenarzt muß, unter Berücksichtigung aller Umstände, lediglich eine Pille verordnen, die wenig oder kein Östrogen enthält. Dazu zählen die sogenannten »Mini-Pillen«: Sie sind östrogenfrei.

Achten Sie auf die Vitamine!

Sie sind unentbehrlich. In der Anti-Zellulitis-Diät (Kapitel 4) sind alle Vitamine in ausreichenden Mengen enthalten. Obst und frische Salate sind die besten Vitaminspender. Nur während der dunklen, kalten Wintermonate kann es notwendig werden, den Vitamin-Haushalt durch Tabletten anzureichern. In den Apotheken gibt es Multi-Vitamin-Präparate, die alle Wirkstoffe in ausgewogener Zusammensetzung enthalten. Es reicht, wenn man jeden Tag eine Tablette nimmt.

Ist Zellulitis eine Operation wert?

Im Regelfall kann der Chirurg gegen Zellulitis nichts ausrichten. Durch das Messer ist die Krankheit nicht heilbar. In sehr seltenen Ausnahmefällen haben plastische Chirurgen bei weit fortgeschrittenen Veränderungen im Bereich der Oberschenkel und des Gesäßes Besserungen des kosmetischen Befundes erzielt. Diese sogenannte »Reithosen«-Operation hat mit Zellulitis aber wenig oder nichts zu tun. Es handelt sich vielmehr um die Endfolge jahrzehntelanger Krankheit, bei der sich die Unterhaut- und Fettzellen riesig vermehrt und vergrößert haben. So wird die Oberschenkelregion zur breitesten Stelle des ganzen Körpers. Zellulitis kann dieser Entwicklung vorangegangen sein oder gleichzeitig bestehen. Die Operation schält das Gewebe aus, verschmälert so die Oberschenkel, hinterläßt aber, meist in den Gesäßfalten, zwei lange Narben.

Mit Kurzwelle gegen Zellulitis

Elektrizität, richtig angewandt, kann helfen, die Zellulitis zu heilen. Dabei müssen dem Körper Wechselströme zugeführt werden, am besten als »Kurz-« oder »Mikrowellen«. Sie erzeugen dort, wo man mit Heizkissen oder Rotlicht nichts ändern kann – in den tiefen Abschnitten der Muskulatur nämlich –, Wärme. Die Blutgefäße weiten sich. Lymphozyten und ihre Abwehrstoffe sammeln sich an. Die Lymphe fließt vermehrt und schneller. Als zusätzliche Maßnahme ist Kurzwellenbestrahlung also durchaus nützlich.

Ist Saunabaden nützlich?

Diese finnische Erfindung erfreut sich auch bei uns immer größerer Beliebtheit. Saunabaden trainiert bei gesunden Menschen die Herz- und Kreislauffunktion. Die Durchblutung wird gebessert, auch in den zellulitischen Hautbezirken. Gewicht allerdings verliert man durch Sauna nicht. Dort schwitzt man lediglich Wasser aus, das vom Organismus wieder eingelagert werden muß (weil es die Zellen zum Leben brauchen). Fettmoleküle verbrennen, entgegen weit verbreiteten Hoffnungen, im Dampfbad ebensowenig wie durch Massage.

Mit welchen Salben soll man die Zellulitis-Haut behandeln?

Von außen allein läßt sich der Hautbefund nicht ändern. Die richtige Pflege kann allerdings das Erscheinungsbild deutlich bessern. Doch auch hierbei muß vor Illusionen gewarnt werden: Cremes, die nähren, gibt es nicht. Auch ist es bis heute nicht gelungen, eine Anti-Falten-Salbe herzustellen. Was also bleibt – und das ist wichtig genug –, ist die Zufuhr fettender und ölender Substanzen.

Einige Punkte des Anti-Zellulitis-Programms – zum Beispiel die wechselwarmen Duschen oder das Saunabad – entfetten die Haut. Die Fähigkeit, solche Substanzverluste aus eigener Kraft wieder auszugleichen, die Haut also ausreichend »nachzufetten«, ist individuell sehr unterschiedlich ausgeprägt: Wer anlagemäßig zu trockner und damit rauher Haut neigt, muß nach jedem Waschen, Baden, Duschen oder Saunen die Haut ölen. Außerordentlich bewährt haben sich dabei die »Baby-Öle«. Sie sind reizstoffarm und gut verträglich. Ich empfehle, sie zu Beginn und am Ende der Selbstmassage zu benutzen. Ihre Haut dankt es Ihnen.

Alle Arten von Arzneien, die Sauna, das Baby-Öl, der Wechsel zur östrogenarmen Pille – das alles sind nur zusätzliche Hilfen im Kampf gegen die Zellulitis. Ihre Säulen sind und bleiben die Harmonisierung der Lebensumstände, die Anti-Zellulitis-Diät, das Erreichen des errechneten Ideal-Gewichts und die sportlich-gymnastische Aktivität.

8. Kapitel
In zehn Wochen sind Sie die Zellulitis los

Das ist Ihr Vorsatz. Und Sie werden es schaffen! Zellulitis hat Sie lange genug geärgert. Im Kampf gegen die häßliche Hautveränderung brauchen Sie nun nur noch Disziplin (allerdings eiserne), Ausdauer und täglich eine Stunde Zeit – dann ist es bald geschafft!

Sie haben das Buch gelesen. Sie wissen jetzt genau, was Zellulitis ist und wie man sie behandelt. Nun müssen Sie selbst die Konsequenzen ziehen. Das kann Ihnen niemand abnehmen. Zögern Sie den Start nicht unnötig hinaus. Fangen Sie heute schon an.

Das gehört zu Ihren Vorbereitungen

● Überprüfen Sie Ihre Lebensgewohnheiten und beginnen Sie sofort mit der Korrektur. Sorgen Sie für ein rhythmisches Leben, den geregelten Wechsel zwischen Arbeit, Entspannung und Schlaf.
Prägen Sie sich Ihre guten Vorsätze ein oder schreiben Sie sie auf: Nicht mehr rauchen; nur mäßig trinken; ausreichend frische Luft und Schlaf.

● Unterrichten Sie Ihre Familie oder Ihren Partner über Ihr Anti-Zellulitis-Programm. Das macht es Ihnen leichter und schützt vor Schwäche.

● Berechnen Sie, anhand der Gewichtstabelle und Ihres Typs, Ihr »Ideal«-Gewicht. Legen Sie sich eine Gewichtstabelle an. Dort müssen Sie alle sieben Tage Ihr Körpergewicht eintragen.
Falls Sie vom Ideal-Gewicht noch entfernt sind, müssen Sie abnehmen – in zehn Wochen mindestens zehn und

höchstens zwanzig Pfund. Das gelingt Ihnen ohne Mühe, wenn Sie sich streng an die Anti-Zellulitis-Diät halten!

- Beschaffen Sie sich einen Gymnastik-Anzug und einen großen Kinder-Ball, ein Sprungseil und einen neuen Besenstiel.
- Aus der Drogerie brauchen Sie Baby-Öl und einen Bürsten-Handschuh (weich).

Und so sieht Ihr neuer Tageslauf aus

Solange Sie noch Zellulitis haben, müssen Sie ungefähr eine Stunde pro Tag für Maßnahmen gegen die Hautveränderung rechnen. Dabei sind die zeitlichen Mehranforderungen, die durch die Kost-Umstellung verursacht werden, bereits berücksichtigt.

- Stehen Sie jeden Tag zur gleichen Zeit auf. Ihr Nachtschlaf sollte acht Stunden gedauert haben. Planen Sie rechtzeitig das Sport- und Gymnastik-Programm ein. Es dauert, mit Vorbereitungen, dreißig Minuten.
- Rechnen Sie anschließend 15 Minuten für eine Ganzkörperwäsche (Sie sind verschwitzt!), das wechselwarme Duschen und die Hautpflege.
- Die Selbstmassage dauert ungefähr sechs Minuten und sollte direkt angeschlossen werden.

Wenn Sie dieses Programm vor dem Frühstück absolvieren, müssen Sie eine Stunde früher als gewöhnlich aufstehen. Der Erfolg ist jedoch der gleiche, wenn das Sportprogramm vormittags oder nachmittags absolviert wird. Nach dem Abendbrot allerdings sind Sie zu müde. Dann hilft es nicht richtig.

**Was Sie für die Diät tun müssen
(und was die Diät für Sie tut)**

Sie verändert Ihr Leben. Sie haben einerseits mehr zu tun, um die Diät vorzubereiten (Salate, fettarmes Kochen, Einkaufen in entfernteren Spezialgeschäften). Sie haben andererseits durchaus die gleiche Zeit für jede Mahlzeit zur Verfügung, auch wenn Sie sie auf insgesamt sechs Mahlzeiten pro Tag verteilen wollen.

- Beginnen Sie den Tag mit einem frischen Apfel, einer Apfelsine oder einem fettarmen Joghurt.
- Achten Sie darauf, daß Ihr Stuhlgang regelmäßig ist. Am besten funktioniert er nach der Gymnastik.
- Lassen Sie sich bei den Mahlzeiten nicht hetzen. Weniger, aber besser – das sollte Ihre Parole sein.
- In Ihrem Kühlschrank sollten Sie nur solche Nahrungsmittel aufbewahren, die mit der Diät zu vereinbaren sind. Dann kommen Sie nicht so schnell in Versuchung.
- Planen Sie ein paar Tage im voraus, was und wieviel Sie kochen wollen. Das erleichtert das Abnehmen.

Ihr Gymnastik- und Sportprogramm

Sie brauchen einen warmen, möglichst ruhigen Raum, in welchem ein Teppich liegen sollte, auf dem Sie sich ausstrecken können.

Die Hilfsgeräte – das sind Stuhl, Handtuch, Sprungseil, Besenstiel und Ball – müssen bereitliegen. Wählen Sie sich aus den angegebenen Übungen jeweils drei isometrische und drei isotonische aus. Schließen Sie nach einer kurzen Pause die Übungen für alle Muskeln und das Herz-Kreislauf-Training an.

Die Übungen wechseln Sie täglich. Lassen Sie möglichst keinen Tag aus. Üben Sie auch am Wochenende. Es wird Ihnen von Tag zu Tag leichterfallen. Der Muskelkater gehört dazu. Er sollte anfangs mittelschwer, später nur noch leicht sein.

Die Selbstmassage schließt sich an. Sie darf nicht weh tun. Ihre Dauer: drei bis sechs Minuten.

Das sind die zusätzlichen Maßnahmen

Gehen Sie so oft als möglich zu Fuß! Sport, Spiel und Belastung sind Feinde Ihrer Zellulitis. Wenn sich die Gelegenheit bietet, sollten Sie Schwimmen (nicht baden!) gehen. Steigern Sie dabei langsam die Leistung. Der Schwimmstil – ob Kraulen, Rücken oder Brust – ist ohne Einfluß. Schließen Sie sich, wenn Sie Lust haben, einer Gruppe an, die tänzerische Gymnastik betreibt.

Sauna ist nützlich. Ebenso gut tun die wechselwarmen Duschen. Aber das alles sind nur Zusatzmaßnahmen! Denken Sie jetzt schon an Ihren nächsten Urlaub (und daß Sie sich unbesorgt zeigen können). Planen Sie deshalb aktive, sportliche Ferien, in denen Sie sich nach Herzenslust austoben sollen.